Brigitta und Roman Horatschek

FIT DURCH ISMAKOGIE

Absender:

Empfänger:

Eine kleine,
aber
lohnende
Investition

Unser Buch- und Cassettenprogramm zur Ismakogie:

(Erhältlich bei Ihrem Buchhändler oder direkt beim Pressehaus-Buchversand, 3100 St. Pölten, Gutenbergstraße 12)

☐ Ich bestelle ISMAKOGIE VON A—Z zum Preis von öS 198,—/DM 29,— zuzüglich Versand- und Verpackungsspesen

☐ Ich bestelle FIT DURCH ISMAKOGIE zum Preis von öS 198,—/DM 29,— zuzüglich Versand- und Verpackungsspesen

☐ Ich bestelle die MusiCassette „ÜBUNGEN FÜR UNTERWEGS“

☐ Ich bestelle die MusiCassette Nr. . . . FIT DURCH ISMAKOGIE

☐ Ich bestelle alle drei MusiCassetten FIT DURCH ISMAKOGIE (Versand erfolgt portofrei!)

Preis pro Cassette:
öS 218,—/DM 32,—
zuzüglich Versand- und Verpackungsspesen

Spieldauer:
je 90 Minuten

.... Unterschrift

.... Datum

NEU
Ab Oktober
im Buchhandel

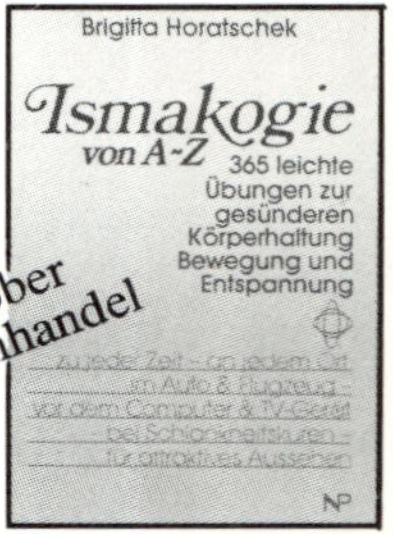

ca. 160 Seiten mit zahlreichen Zeichnungen
ca. öS 198,—/ca. DM 29,—

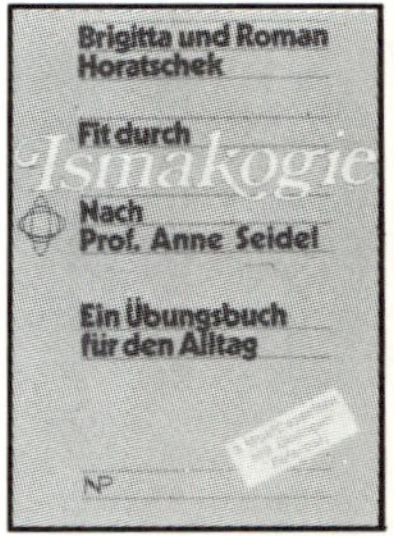

176 Seiten,
zahlreiche Abb.
öS 198,—/DM 29,—

Cassette 1

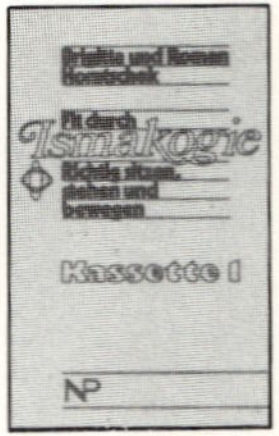

Inhalt:
Einführung – richtige Sitzhaltung – richtiges Aufstehen und Niedersetzen – Übungen für Füße, Zehen, Hüftgelenk, Oberschenkel

Cassette 2

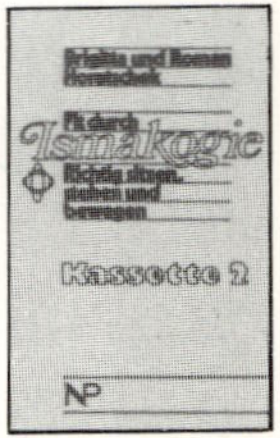

Inhalt:
Übungen für Oberschenkel, Becken, Bauchmuskulatur, Wirbelsäule, Atmung, Rückenmuskulatur, Arme und Finger

Cassette 3

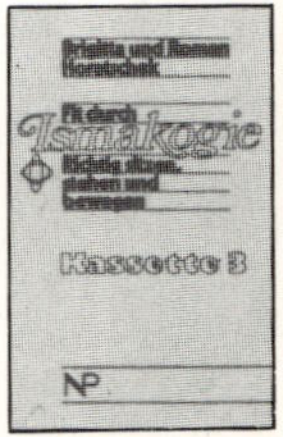

Inhalt:
Übungen für Halswirbelsäule, Kopf, Augen, Kiefer, Lippen, Kinn, Zunge, Gesichtsmuskulatur, Ganzkörperübungen

Fit durch Ismakogie
Richtig sitzen, stehen und bewegen

Worterklärungen und Hinweise zu den Abkürzungen

Die genauen Worterklärungen der Begriffe finden Sie auf den angegebenen Seiten.

Lösen oder Loslassen — Aus der Streckung langsames sanftes Lösen der Muskelzüge in eine gehaltene Beugehaltung, aber dabei den Körper nicht in sich zusammensinken lassen. — **Seite 16**

SS oder **Vierwinkelsitz** — Aufrecht auf dem vorderen Teil des Sessels sitzend üben. — **Seite 24**

Fersenschluß — Fersen zusammen, Fersen zur Mitte oder Fersen geschlossen und die Vorfüße (Ballen) leicht geöffnet. — **Seite 24**

Bodenkontakt oder **die Punkte in den Boden drücken** — Die Fersen über Fußaußenränder, Klein- und Großzehengrundgelenke werden in den Boden gedrückt, die Zehen dabei nicht auf den Boden pressen. — **Seite 26**

S — Im Stand üben. — **Seite 27**

Bs — Auf dem Boden sitzend üben. — **Seite 29**

L — Rückenlage. — **Seite 30**

Venenpumpe — **Seite 37**

NP VERLAG NIEDERÖSTERREICHISCHES PRESSEHAUS
ST. PÖLTEN — WIEN

Fersen lang — Die Beine strecken, dabei die Knie nicht durchdrücken, die Vorfüße (Ballen) in Richtung Schienbein hochziehen. — **Seiten 38, 43**

Schwingen im Stehen — **Seiten 40—42**

Schwingen im Sitzen mit aufrechtem Oberkörper — **Seite 50**

Schwingen im Sitzen mit dem Oberschenkel — **Seite 51**

Richtiges Aufstehen — **Seite 51**

Richtiges Niedersetzen — **Seite 51**

Säulendrehen — Muskuläre Oberschenkeldrehung nach außen und nach rückwärts. — **Seite 52**

Beckenschaukel — **Seite 57**

Kurzziehen oder kurz hochziehen — Die Bauchmuskeln zur Mitte und in Richtung Brustkorb hochziehen. — **Seite 59**

Sich aus der Mitte ziehen — Über die Bauchmuskeln und die Wirbelsäule lernen, den Brustkorb alleine zu tragen und nicht absinken zu lassen. — **Seite 59**

Die Wirbelsäule lang- oder hochziehen — Über Muskelzug die Wirbelsäule aus dem Becken und die Halswirbelsäule sanft von hinten aus dem Schultergürtel lang- oder hochziehen bis zur Streckung. — **Seite 65**

NP VERLAG NIEDERÖSTERREICHISCHES PRESSEHAUS
ST. PÖLTEN — WIEN

Brigitta und Roman Horatschek

Fit durch Ismakogie

Richtig sitzen, stehen und bewegen

Ein Übungsbuch für den Alltag

NP VERLAG NIEDERÖSTERREICHISCHES PRESSEHAUS
ST. PÖLTEN – WIEN

Illustrationen von Lore Schanzer

5. Auflage, 1990

Gesamtherstellung:
Niederösterreichisches Pressehaus
Druck- und Verlagsgesellschaft mbH
A-3100 St. Pölten, Gutenbergstraße 12

ISBN 3 85326 780 7

Zum Geleit

Ich freue mich, daß durch dieses Buch die Ismakogie meinen Mitmenschen nähergebracht wird. Die wertvollen Erkenntnisse, die ich in jahrzehntelangen, mühevollen Studien erarbeitet habe, sollen allen helfen, Freude am eigenen Körper, Gesundheit und Schönheit zu erlangen und zu erhalten – dies gilt für Männer genauso wie für Frauen. Ich glaube, daß die Ismakogie von großer Bedeutung ist, gerade in unserer hochtechnisierten Umwelt, und möchte allen Lesern dieses Buches viel Freude an den Übungen wünschen.
Da es bei der Ismakogie keine räumlichen, zeitlichen oder auch altersbedingten Einschränkungen gibt, kann man diese Lehre gut in das Alltagsleben einbauen. Ich würde allen Lesern empfehlen, nebenbei einen Kurs zu besuchen, weil ein Großteil der Ismakogieübungen schwer in Worte zu kleiden ist. Aber bereits mit der Bereitschaft, dieses Buch zu lesen, haben Sie schon viel getan, Ihren eigenen Körper bewußter zu erleben und die Muskeln aufgabengerecht einzusetzen.
Werter Leser, Sie sollten bei allen Ismakogieübungen dieses Buches dieselbe Freude miterleben, die ich an der Entwicklung der Ismakogie erfahren durfte.
Viel Freude und Erfolg bei den Übungen wünscht Ihnen

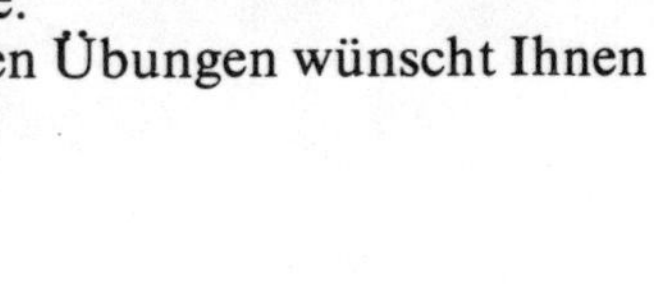

Prof. Anne Seidel, Schöpferin der Ismakogie

Inhalt

Einführung

Sicher werden Sie sich schon einmal gefragt haben, was das Wort *Ismakogie* eigentlich bedeutet. Es mag vielleicht japanisch oder indisch anmuten, doch handelt es sich hiebei um etwas Österreichisches.

Was ist Ismakogie?

Ismakogie ist eine Haltungs- und Bewegungslehre. Der Begriff *Ismakogie* setzt sich aus mehreren Wortgruppen zusammen:

Physiologisch	**I**	deale
	S	chwingungsrhythmik
aller beeinflußbaren	**M**	uskeln
im	**A**	lltagsleben
nach erkennbaren	**K**	örpereigenen
	O	rdnungsgesetzen
	G	
	I	Endsilbe für Lehre
	E	

Bevor wir jedoch den Bedeutungen der einzelnen Wortgruppen nachgehen, gilt es, an jene Frau zu erinnern, der wir *Ismakogie* verdanken. Ihr ganzes Leben hat Frau *Prof. Anne Seidel* dieser ihrer Lehre gewidmet, und alle Menschen, die sie kennen, zollen ihr große Anerkennung und Bewunderung.

Anne Seidel, Schöpferin der Ismakogie

Frau Prof. Anne Seidel, die Kosmetikerin gewesen ist und tagein, tagaus Frauen mit Cremen und Packungen behandelt hat, machte dabei eine wichtige Entdeckung: Sie erkannte unter anderem, daß bei einigen Damen die Gesichtszüge nach der kosmetischen Betreuung wieder zu „hängen" begannen. Schönheit und Gesundheit, stellte sie fest, kommen nicht nur von außen, sondern vielmehr von innen. Jeder Mensch sollte seine Muskulatur aufgabengerecht einsetzen, was Frau Prof. Seidel bewog, in jahrzehntelangen mühevollen Studien in der Anatomie des Menschen die *Ismakogie* zu entwickeln.

Mittlerweile ist die *Ismakogie* über vierzig Jahre alt und hat in vielen Ländern, zum Beispiel in der Bundesrepublik Deutsch-

land, der Schweiz, in Holland und in Frankreich, Verbreitung gefunden. Sogar Amerika zeigt Interesse an der *Ismakogie*
Obwohl diese Lehre in Österreich wenig bekannt ist, gibt es in vielen Teilen des Landes Kurse und Seminare (siehe Anhang).
Frau Prof. Anne Seidel wurde für ihre Arbeit auch mit Auszeichnungen, Preisen und Ehrungen bedacht. So erhielt sie 1958 in Venedig die Goldmedaille des Internationalen CIDESCO-Kongresses (Comité international d' ésthétique et de cosmétologie). Im Jahre 1978 verlieh ihr der Bundespräsident den Professorentitel. 1984 wurde sie mit dem Ehrenkreuz für Wissenschaft und Kunst ausgezeichnet.
Frau Prof. Seidel hat sich aber keineswegs zur Ruhe gesetzt, sondern studiert und forscht unermüdlich weiter. Unser Land kann stolz sein auf die Schöpferin der *Ismakogie*.

Der Begriff „Ismakogie"

Doch nach diesem kleinen Exkurs wieder zurück zu den einzelnen Wortgruppen des Begriffes *Ismakogie*. Rufen wir uns noch einmal in Erinnerung: *Ideale Schwingungsrhythmik aller beeinflußbaren Muskeln im Alltagsleben nach erkennbaren körpereigenen Ordnungsgesetzen.* Man kann aus den Buchstaben S und A auch die Initialen von „Seidel Anne" herauslesen.

Physiologisch ideale Schwingungsrhythmik . . .

Die erste Wortgruppe bedeutet: *Physiologisch ideale Schwingungsrhythmik.* Alle Dinge der Welt sind aus kleinen Teilchen, den sogenannten Atomen und Molekülen, aufgebaut. Sie unterliegen bei natürlichen Bedingungen einer andauernden Schwingung. Beobachten Sie einen Grashalm oder einen Baum im Wind: Sie alle schwingen. Natürlich verläuft diese Schwingung in gewissen Grenzen. Wird zum Beispiel der Wind zu stark, so vermag er den Halm zu knicken oder einen Ast zu brechen. Das gleiche gilt für unseren Organismus. Jeder Mensch besitzt seine eigene, für ihn spezifische Schwingungsrhythmik, das heißt, der gesamte Bewegungsapparat schwingt in sich (vgl. Blutkreislauf und Pumpbewegung des Herzmuskels). Unter natürlichen Bedingungen – damit ist eine körpergerechte, gesunde Haltung gemeint – kann auch im Körper alles frei und ungehindert schwingen. Doch Fehlhaltungen oder Fehlbewegungen beeinträchtigen diese Schwingungsrhythmik.

. . . aller beeinflußbaren Muskeln . . .

Die zweite Wortgruppe stellt *alle beeinflußbaren Muskeln* dar. Daraus kann man den Schluß ziehen, daß es in unserem Körper beeinflußbare und unbeeinflußbare Muskeln gibt. Tatsächlich hat man festgestellt, daß in unserem Bewegungsapparat zwei Muskelarten, nämlich die quergestreiften und die glatten Muskeln, existieren. Letztere entziehen sich weitgehend unserem Willen. Sie erfüllen aber dennoch viele lebenswichtige Aufgaben. Die glatten Muskeln leiten ihren Namen davon ab, daß sie keine so deutlich erkennbare Struktur besitzen wie die quergestreifte

Muskulatur. Man trifft sie zum Beispiel in den Wandungen der Blutgefäße, des Magen- und Darmtraktes, in den Bronchien und in der Haut an. Diese unbeeinflußbare Art von Muskeln hat unter anderem bedeutende Öffnungs- und Verschlußfunktionen (Magenausgang, Ausgang des Harn- und Darmtraktes) bzw. Blut- und Strömungsverteilungsfunktion durch ständiges Zusammenziehen und Lösen entlang der Blutgefäße. Die Muskelzellen der Gebärmutter und des Harnleiters können sich unter bestimmten Bedingungen erheblich vergrößern (zum Beispiel bei Schwangerschaft).
Im Gegensatz zur glatten setzt sich die quergestreifte Muskulatur aus zahlreichen, nur unter dem Mikroskop erkennbaren Fasern zusammen. Sie stützt, schützt und bewegt unseren Körper und ist unserem Willen unterworfen. Daraus kann man sehen, daß das Wollen eine bedeutende Rolle in der Ismakogie spielt: Ich kann mich aufrecht halten und mich anmutig bewegen, ich kann ausgeglichen, sicher und selbstbewußt sein, wenn ich nur *will.* Befehle, die mein Gehirn an bestimmte Muskelgruppen gibt, müssen auch ausgeführt werden.
Jeder Muskel des Körpers ist so angelegt, daß er eine ganz bestimmte oder mehrere Funktionen erfüllt. Die Ismakogie will ein bewußteres Erleben, vor allem aber einen aufgabengerechten Einsatz der Muskeln vermitteln. Dieses Bewußtsein war bzw. ist immer noch in uns, es muß nur geweckt werden. Als Baby und Kleinkind haben wir uns noch vollkommen natürlich und muskelgerecht bewegt. Funktionsgerechte Bewegungsabläufe kann man noch bei vielen Naturvölkern beobachten. Doch mit zunehmendem Alter, fortschreitender Zivilisation und Technisierung, aber auch durch Bequemlichkeit verlieren wir diese natürliche Fähigkeit, und viele Muskeln werden in ihrem Aufgabenbereich eingeschränkt. Es wäre daher für jeden einzelnen wichtig, sich mehr mit dem eigenen Körper zu beschäftigen und die quergestreifte, beeinflußbare Muskulatur zu aktivieren bzw. fit zu erhalten. Wenn Muskelaufbau und -einsatz stimmen, kehrt der Organismus zu seiner Ordnung zurück oder behält diese bei. Dies ist auch eine Möglichkeit, die glatte Muskulatur indirekt, über eine funktionsgerechte quergestreifte, positiv zu beeinflussen. In einem gesund erhaltenen Bewegungsapparat kann sich die körpereigene Schwingungsrhythmik ungehindert ausbreiten, und alles ist im Gleichgewicht. Auf die gesunden Haltungen (sitzen, gehen, stehen und liegen) wird in den folgenden Kapiteln ausführlich eingegangen.

. . . im Alltagsleben . . .

Wir kommen zur nächsten Wortgruppe: *im Alltagsleben.* Die Ismakogie ist im Gegensatz zu vielen anderen Betätigungen spielend in das Alltagsleben einzubeziehen. Ein Großteil der Übungen ist weder an einen bestimmten Ort noch an eine bestimmte Zeit oder an ein bestimmtes Alter gebunden. Da viele Ismakogiebewegungen ohne großen Aufwand ausgeführt werden können und weitgehend innerkörperlich sind, können sie – von der Umwelt unbemerkt – in den Tagesablauf eingebaut werden: am Morgen im Badezimmer, im Auto oder bei der Straßenbahnfahrt zum Arbeitsplatz, hinter dem Schreibtisch oder dem Verkaufspult, am Abend vor dem Fernsehapparat, im Restaurant oder im Theater. Ismakogie kann immer angewandt werden. Selbst durch das Einnehmen der richtigen Grundhaltung üben Sie bereits und tun Ihrem Körper etwas Gutes!

... nach erkennbaren körpereigenen Ordnungsgesetzen

Das Wort *Ordnungsgesetze* nimmt den letzten Platz im Begriff Ismakogie ein (die Endsilbe „-gie" wird hier nicht berücksichtigt) und ist leicht zu erklären. Es bedeutet, daß jeder Körper, ähnlich wie bei der Schwingung, eine eigene naturgesetzliche Ordnung besitzt. Ismakogie-Übungen sind so abgestimmt, daß sie den körpereigenen Ordnungsgesetzen voll gerecht werden.

Wiederholen wir also kurz: Jeder Mensch besitzt eine eigene Schwingungsrhythmik, die sich im Körper, der unter anderem aus beeinflußbaren und unbeeinflußbaren Muskeln besteht, ungehindert ausbreiten sollte. Die meisten Übungen sind fließend und von der Umwelt unbemerkt in den Tagesablauf einbaubar und auf die körpereigene Ordnung abgestimmt.

Ismakogie bekämpft Zivilisationsschäden ...

Manche Menschen stellen sich vielleicht die Frage, weshalb sich derartige Lehren überhaupt entwickeln. Sie denken, daß sie ohnehin ganz normal leben, Sport betreiben, sich körperlich gut fühlen, schlicht und einfach: gesund und fit sind. Werfen wir jedoch gemeinsam einen Blick auf unsere Lebensweise. Durch die fortschreitende Technisierung nehmen immer mehr Maschinen dem Menschen jene Arbeiten ab, die früher von Muskeln ausgeführt wurden. Man braucht hier gar nicht lang nach Beispielen zu suchen: Das vielen so lieb gewordene Auto erspart uns in verschiedenen Bereichen das Gehen; der Fahrstuhl oder die Rolltreppe nehmen uns das Stiegensteigen ab; die Fernbedienung des Fernsehgeräts verschont uns vor dem Aufstehen für die Programmwahl am Apparat; Haushaltsgeräte nehmen den Frauen viele Arbeiten ab oder erleichtern diese. Andere kleine Sünden des täglichen Lebens, die den Körper schädigen können, sind unter anderem hohe Stöckelschuhe (Verkürzung der Achillessehne und der Unterschenkelmuskulatur), verschränkte Arme oder übereinandergeschlagene Beine, einseitig belastete Beine oder nach vor gefallene Schultern. Was bei den einzelnen Fehlhaltungen im Körper vorgeht, wird bei den speziellen Kapiteln erklärt. Bei einer nicht korrekten, eingefallenen Sitzhaltung mit verschränkten Armen und überkreuzten Beinen werden der Bauchraum und der Brustkorb zusammengedrückt, die Rückenmuskulatur breitgezogen und der Blutkreislauf gehemmt. Die lebenswichtigen Organe wie zum Beispiel das Herz, die Lunge oder die Leber werden in ihrer Funktion behindert. Eine solche Haltung ist weder gesund noch sieht sie schön aus. Aber gerade in unserer Gesellschaft besteht manchmal der Hang dazu, Menschen zuallererst nach ihrem Aussehen zu beurteilen. Daher sollte es uns ein Anliegen sein, der Umwelt ein schönes Bild von uns zu zeigen. Selbstbewußtsein und Selbstvertrauen im Auftreten, Sicherheit und dennoch Anmut in den Bewegungen, straffe Gesichtszüge, eine aufrechte Haltung – all das sind Attribute, die auf unsere Mitmenschen positiv wirken und nicht zuletzt dem eigenen Körper zugute kommen. Außerdem stellt die Sprache des Körpers ein wichtiges Kommunikationsmittel dar.

. . . und stärkt das Selbstvertrauen

Über die *Ismakogie* ist es möglich, den Bewegungsapparat besser in den Griff zu bekommen. Diese Lehre fördert aber nicht nur das physische Gleichgewicht, sondern vermittelt auch seelische Ausgeglichenheit. Denn die bewußte oder unbewußte muskuläre Führung des Körpers nach dessen vorgegebenen Ordnungsgesetzen führt zu innerer Festigung, die Vertrauen zu sich selbst bewirkt. *Ismakogie* hat schon vielen Menschen geholfen. So läßt zum Beispiel die mittlerweile für viele schon zur Gewohnheit gewordene gerade Körperhaltung mit hoch aufgerichteter Wirbelsäule einen erweiterten Blickwinkel zu, der sich wiederum positiv auf die psychische Verfassung auswirkt und Depressionen zu mindern hilft oder sogar zum Verschwinden bringt. Sie haben gelernt, Ihren Körper bewußt zu *halten* und dadurch Probleme aus einer neuen Perspektive zu sehen und an deren Lösung viel freier und sicherer heranzugehen.

Der Körper – eine in sich geschlossene Einheit

Der große Vorteil der *Ismakogie* gegenüber vielen anderen Lehren und Betätigungen kommt darin zum Ausdruck, daß hier der gesamte Körper als eine *in sich geschlossene Einheit* betrachtet wird, das heißt, bei den Übungen sollten Sie auf eine ganzkörperliche Führung Wert legen. Üben Sie zum Beispiel gerade nach dem Kapitel „Wirbelsäule", so sollten Sie sich nicht nur auf die Wirbelsäule konzentrieren, sondern ebenfalls an alle darunterliegenden (wenn Sie schon etwas fortgeschritten sind, natürlich auch an die darüberliegenden) Körperteile denken. Hieran kann man erkennen, daß dies ein wichtiges Unterscheidungskriterium zu anderen Lehren darstellt. Die *Ismakogie* maßt sich allerdings nicht an zu sagen, ihre Lehre wäre das Optimum. Die *Ismakogie* ist vielmehr eine Grundlage, auf der man aufbauen kann. Sie *sollen* sogar Sport betreiben, doch haben Sie viel mehr davon, wenn Sie dabei Ihre Muskulatur in ihrem spezifischen Aufgabenbereich und in der natürlichen Haltung betätigen.

Durch falsche Körperhaltung beim Sport ergibt sich auch die Gefahr, die Muskeln unnötig zu beanspruchen. Die Bewegung mit körpergerechter muskulöser Führung ist eigentlich dem Menschen von Natur aus gegeben. Dieses Körpergefühl wiederzuerlangen bzw. zu bewahren, sollte das Ziel für jeden einzelnen sein.
Wie Sie aus diesen Zeilen erkennen können, ist die *Ismakogie* keine Neuerung, sondern nur eine Antwort auf den körperlichen Zustand und die sich daraus ergebenden Leiden des Menschen.

Das Markenzeichen der Ismakogie

Die *Ismakogie* besitzt natürlich auch ihr **„Markenzeichen“.** Es besteht aus zwei Ellipsen und einem Kreis und sieht folgendermaßen aus:

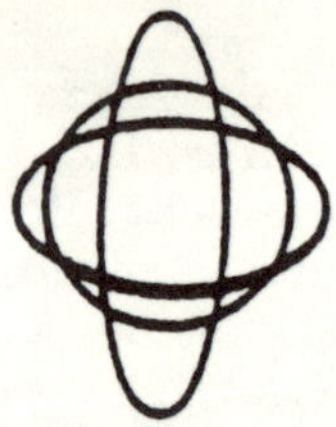

Dieses Zeichen symbolisiert einen quergestreiften Muskel in seinen verschiedenen Spannungsphasen: Die senkrecht stehende Ellipse bedeutet die Längs- bzw. Streckspannung, der Kreis (Goldene Mitte) deutet die Ruhespannung an, und die liegende Ellipse soll die Quer- bzw. Beugespannung zum Ausdruck bringen.

Beginnen wir die Erklärung mit der *Ruhespannung.* Sie wird in der *Ismakogie* auch *Grund-* oder *Bereitschaftsspannung* genannt. Gemeint ist dabei die Grundhaltung für alle Übungen – das richtige Sitzen, Stehen oder Liegen. Diese Grundhaltungen werden im ersten Kapitel beschrieben.
Aus der Ruhespannung kann man den Körper in die *Längsspannung* bringen, die den Muskelzug bis zur optimalen Höhe darstellt. Das heißt, Sie können Ihren Bewegungsapparat über die Grundspannung hinaus strecken. Bei den Übungen wird hier meist das Wort „langziehen“ verwendet.
Die waagrechte Ellipse, die *Querspannung,* symbolisiert den Muskelzug in allen Beugeaktionen. Es wäre jedoch falsch, dabei an die Haltung zu denken, bei welcher der Körper in sich zusammengesunken ist. In der *Ismakogie* meint man damit das Lösen der Längsspannung in die gehaltene Beugehaltung. Diese erreicht man beim tiefen Einatmen.
Um sich den Gegensatz zwischen der Längs- und der Querspannung zu verdeutlichen, denken Sie an die Bewegung beim Brustschwimmen. Beim Heranziehen der Arme und Beine geht der

Körper in die Beugung, und nach dem Einnehmen der Stromlinienform (Arme und Beine gestreckt) befinden wir uns in der Streckung. Dieser ständige Wechsel zwischen Beugen und Strekken erfüllt unseren Körper immer und überall, was wieder ein Ausdruck der Schwingungsrhythmik ist.

Übung macht den Meister

Bei den Übungen ist zu beachten, daß sie aufmerksam, genau und vor allem vollständig gelesen werden. Es wäre sinnlos, eine Übung gleich nach dem Lesen des ersten Satzes zu beginnen, da im Text oft noch wertvolle Hinweise bezüglich der Ausführung angegeben sind. Konzentrieren Sie sich bewußt auf jede Bewegung. Achten Sie bei zunehmendem Können mehr und mehr auf das Kleinerwerden der Bewegungen. Schließlich ist die *Ismakogie* so angelegt, daß die Übungen, mit zunehmender Praxis, *innerkörperlich* sein sollten (vgl. Alltagsleben). Die Dauer der Übungen liegt in Ihrem Ermessen. Untermalen Sie diese mit langsamer, rhythmischer Musik!
Die langsame Ausführung (Zeitlupentempo) stellt außerdem eine wichtige Komponente für die Wirksamkeit der Übungen dar. Man neigt gewohnheitsbedingt zu schnellen, kantigen und harten Bewegungen, wie sie uns vielfach anderswo begegnen. In der *Ismakogie* schauen die Bewegungen fließend, langsam und sparsam aus. Es werden dabei sicher keine Höchstleistungen vollbracht, aber gerade die kleinen und ruhigen Bewegungen bringen weit mehr und sind viel intensiver. Die Bewegungen natürlichen Ursprungs sind fließend und rhythmisch geformt. Durch die Übungen lernen Sie, den Körper nicht durch die Schwerkraft in sich zusammensinken zu lassen, sondern entgegenwirkend muskulär aufwärtszuziehen.
Es bietet sich auch hier wieder ein Vergleich mit der Natur an: Denken Sie an einen Baum. Seine Wurzeln kommen unseren Füßen gleich, der Stamm entspricht den Beinen und der Wirbelsäule, die Äste symbolisieren die Arme, und die Krone ist der Kopf. Auch bei einem Baum streben die Säfte von den Wurzeln, die fest im Boden verankert sind, hinauf bis in die Baumwipfel. Für unseren Körper gilt das gleiche. Von unseren Wurzeln, den Füßen, die ebenfalls festen Kontakt mit dem Boden haben sollten (je tiefer die Verankerung, desto besser die Standfestigkeit), steigen die Muskelzüge und Nervenströme nach oben (der Schwerkraft entgegenwirkend). Der Kopf mit dem Gehirn verarbeitet, wie in der Baumkrone die Blätter, diese aufwärtsstrebende Strömung. Wir sollten unseren Stamm, die Wirbelsäule, aufrecht und gerade halten, da wir sonst die Verbindung von den Wurzeln (Füßen) zur Krone (Kopf) behindern. In der *Ismakogie* wird das gesamte Übungsprogramm von unten nach oben aufgebaut, das heißt, es wird bei den Füßen begonnen, und man arbeitet sich über die Beine, das Becken, die Mitte, den Brustkorb, die Wir-

belsäule, die Schultern und die Arme hinauf in das Gesicht. Unser Körper hat schon immer eine bedeutende Rolle gespielt. Denken Sie dabei an den täglichen Sprachgebrauch: „Mit beiden Beinen im Leben stehen", „aus der Haut fahren", „in seiner Haut stecken", „Rückgrat besitzen", „einen breiten Rücken haben" oder „Weitblick besitzen". Dies alles beweist, daß der Körper und seine Bewegungen bei der Entwicklung unserer Sprache mitgewirkt haben.
Sollen wir also unseren Körper so vernachlässigen und ihn zum untätigen, trägen „Ding" degradieren? Krankheiten behandelt der Arzt, Trägheit und Schlaffheit müssen wir selbst behandeln. Der erste und wichtigste Schritt hiezu ist der *Wille* und die *Bereitschaft.* Der Wille, heißt es, kann Berge versetzen. Fehlhaltungen und Fehlbewegungen sind zwar keine Berge, aber sie beeinflussen das körperliche Wohlbefinden negativ. Jede Fehlhaltung, und sei sie noch so gering, wirkt sich auf den gesamten Organismus aus. Es sollte daher jeder etwas für seinen Körper tun. Der situationsgerechte Einsatz aller quergestreiften, beeinflußbaren Muskeln wirkt allgemein belebend, ausgleichend, gesundheitsfördernd, formgestaltend und steigert die persönliche Aussagekraft.

Dauereinsatz hat Dauerwirkung

Eine wichtige Maxime der *Ismakogie* lautet:

Dauereinsatz
hat
Dauerwirkung

Da man die Übungen unbemerkt auch in das Alltagsleben einfließen lassen kann, gewöhnt man sich rasch an die *Ismakogie*. Selbst durch das Einnehmen der richtigen Körpergrundhaltung führe ich schon eine Übung aus. Sie werden vielleicht nach einiger Zeit gar nicht mehr anders wollen oder können, als die richtige Haltung einzunehmen. Dann haben Sie den Punkt erreicht, bei dem die *Ismakogie* zur Dauerübung wird. Durch den Dauereinsatz werden Sie das Ziel erreichen, sicher und gesund durchs Leben zu gehen. Daß dies keine leeren Worte sind, sondern Tatsachen, beweisen die vielen Menschen, die *Ismakogie* betreiben. Die innerkörperlichen Stauungen können vermieden oder gelöst werden. Die einzelnen Muskelfunktionen treten miteinander in Verbindung und greifen kettenförmig ineinander. Sie geben alle Tätigkeiten durchgehend weiter, da im Körper alles mit allem verbunden ist.

Die *Ismakogie* betrifft jeden einzelnen von uns. Diese Lehre kennt keine sozialen oder altersbedingten Grenzen. Jeder kann davon profitieren und Übungen, die seine Person oder seinen Beruf betreffen, für sich nutzen. So kann zum Beispiel eine Haus-

Ismakogie kennt keine sozialen oder altersbedingten Grenzen

frau beim Bügeln oder Telefonieren Schwingungsübungen machen. Ein Geschäftsmann oder Manager wird vielleicht durch eine bewußtere Armführung und einen frei getragenen Brustkorb ein sichereres Auftreten bekommen und bei Gesprächen dadurch besser überzeugen. Ein Vertreter, der oft lange im Auto sitzt, kann sich durch einige Ismakogie-Übungen erfrischen. Frauen, die sich im Blickfeld der Öffentlichkeit befinden, hilft die *Ismakogie*, indem sie ihren Bewegungen Anmut und Grazie verleiht. Durch das Aufrichten über den Bodenkontakt und die unbemerkte Durchführung einiger Gesichtsübungen können Sie Ihre Gesichtszüge positiv beeinflussen, Fältchen glätten und Ihr Aussehen jugendlicher erscheinen lassen. Menschen, die viel und meist über längere Zeit sitzen, sei es im Büro bei Konferenzen, sei es auf langen Flügen oder anstrengenden Reisen, helfen die Fußübungen, der Müdigkeit entgegenzuwirken. Und wer oft Lasten tragen muß, zum Beispiel im Haushalt oder in einem Lager, und dadurch Schmerzen im Kreuz hat, wird speziell durch ausgleichende Wirbelsäulenübungen Erleichterung finden.
Diese Beispiele sollen verdeutlichen, daß die *Ismakogie* in allen Lebensbereichen anwendbar ist.

Obwohl die Lehre von Frau Prof. Seidel keine altersbedingten Grenzen findet, gilt auch hier der Grundsatz: „Vorbeugen ist besser als heilen." Die *Ismakogie* kann zwar in jedem Alter begonnen werden, besser wäre es allerdings, den Menschen nicht erst ihre Fehlhaltungen vor Augen führen zu müssen, sondern diese erst gar nicht aufkommen zu lassen. Das bedeutet, daß die *Ismakogie* schon den Schulkindern in spielerischer Form nähergebracht werden sollte. Im Turnunterricht regt man einerseits die Kinder zur Bewegung an, andererseits kümmert sich in der übrigen Zeit niemand mehr um ihre Haltung. Falsches Schuhwerk und oft unpassende Sitz- und Schreibmöbel fördern vielfach Fehlhaltungen und Fehlbewegungen. Zu einem Gutteil fällt die Aufgabe, den Kindern ein gesundes Körperbewußtsein zu vermitteln, den Eltern und Lehrern zu. Die Voraussetzung dafür ist aber, daß die Erwachsenen eine harmonische Beziehung zum eigenen Körper haben. Funktionsgerechter Einsatz der Muskeln und dadurch auch seelische Ausgeglichenheit sollten für jeden – egal, ob älter oder jünger – ein Anliegen sein. Unzählige Menschen, die Ismakogie-Kurse besucht oder sich auf eine andere Art mit dieser Lehre beschäftigt haben, sind Beispiele dafür, daß es sich lohnt, *Ismakogie* zu betreiben. Jeder einzelne hat einen Erfolg für sich verbuchen können. Einige haben ihre Depressionen abgebaut oder sind ihre Kopfschmerzen, hervorgerufen durch eine ungesunde Halshaltung, losgeworden, andere wiederum haben ihre Falten gemindert und das seelische Gleichgewicht wiedergefunden. Eines ist aber allen gemeinsam: die Freude an der gesunden Bewegung und an der *Ismakogie*

Viel Spaß mit Ismakogie!

Dieses Buch soll Sie entweder dazu anregen, die *Ismakogie* schätzen zu lernen oder die Freude daran zu erhalten. Da dieses Werk aber bestenfalls nur einen kleinen Überblick über die unzähligen Übungen geben kann, empfiehlt es sich, nach Möglichkeit nebenbei einen Kurs zu besuchen (Kursliste im Anhang), um die Wirkung noch zu vertiefen. Haben Sie dazu keine Möglichkeit, dann sollte Ihnen dieses Buch Hilfe genug sein, um in Ihren Bewegungsapparat hineinzuhorchen, ihn kennenzulernen und seine Muskeln richtig einzusetzen.
Geben Sie Ihrem Körper diese Chance – er dankt es Ihnen sicher!

Die Grundhaltungen

Die Körpergrundhaltungen

Voraussetzung für die richtige Ausführung aller Ismakogieübungen sind die sogenannten **Körpergrundhaltungen,** von denen es vier gibt, und zwar:

den Sesselsitz (Ss)
den Stand (S)
den Bodensitz (Bs) und
die Rückenlage (L)

(im weiteren Verlauf nur mehr mit Ss, S, Bs und L bezeichnet). Bei Doppel- bzw. Dreifachbezeichnungen, zum Beispiel Ss, S oder Ss, S, L, bedeutet dies, daß man diese Übung in allen angeführten Körpergrundhaltungen durchführen kann. Besonderes Augenmerk ist dabei auf die Einhaltung der rechten Winkel zu legen.

● Beim *Sesselsitz (Ss)*
Vier Winkel, und zwar
Fuß – Unterschenkel
Unterschenkel – Oberschenkel
Oberschenkel – Oberkörper (auch Stamm genannt)
Hals – Kinn

● Im *Stand (S)* und beim *Liegen (L)*
Zwei Winkel, und zwar
Fuß – Unterschenkel
Hals – Kinn

● Beim *Bodensitz (Bs)*
Drei Winkel, und zwar
Fuß – Unterschenkel
Oberschenkel – Stamm
Hals – Kinn

In allen vier Grundhaltungen zeigen die Fersen zueinander, und die Vorfüße sind leicht geöffnet.

Der Sesselsitz

Die erste Grundhaltung ist der **Sesselsitz:**

Ss: Vier rechte Winkel, die Fersen tendieren zueinander, Vorfüße und Knie sind leicht geöffnet, am vorderen Teil des Sessels sitzen, so daß der Oberschenkel frei tragend ist. Die Wirbelsäule wird aus der Körpermitte lang- und der Kopf von hinten aus der Halswirbelsäule gezogen. Die Stirn (nicht das Kinn!) zeigt gerade nach vorne, und der Kopf schwebt frei im Gleichgewicht (**Abb. 1** und **2**). Ziehen Sie die Schultern leicht nach hinten und nach unten, und heben Sie die Oberarme ein wenig vom Körper ab. Die Handrücken ruhen auf den Oberschenkeln.

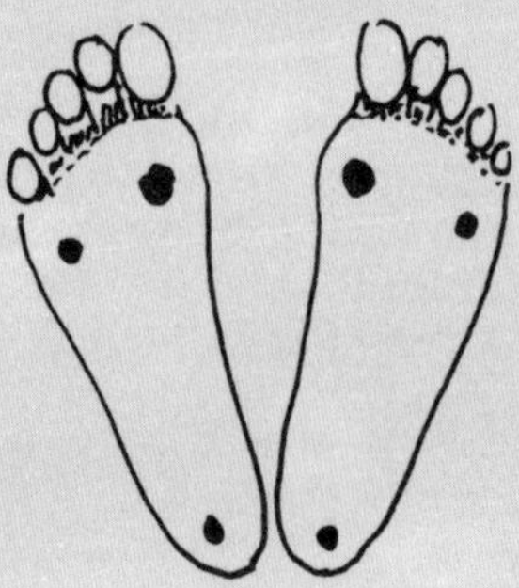

Abb. 1

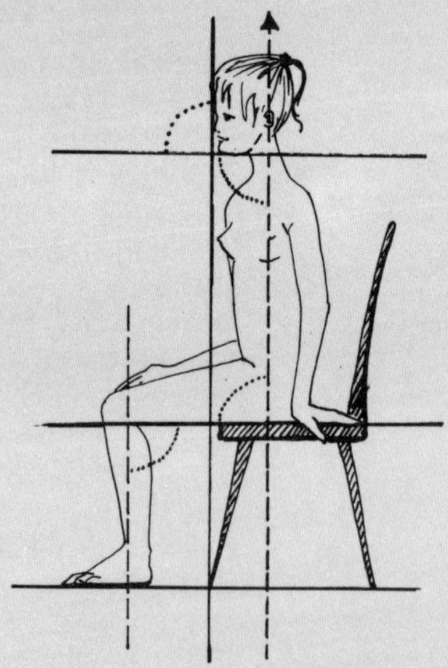

Abb. 2

Diese Haltung sollte locker und nicht verkrampft eingenommen werden. Die Lippen sind ebenfalls leicht geöffnet und werden von einem Lächeln umspielt.

Ss: Um sich den Gegensatz zwischen der alten, ungesunden und der neuen, anfangs sicher ungewohnten Haltung zu verdeutlichen, legen Sie nun eine Hand auf den Magen und die zweite unterhalb des Nabels und nehmen nun abwechselnd die eingesunkene, schlampige und die neu erlernte Haltung ein (**Abb. 3**). Sie spüren dabei, wie der Bauch völlig zusammengepreßt ist und beim Aufrichten (**Abb. 4**) freier und offener wird.

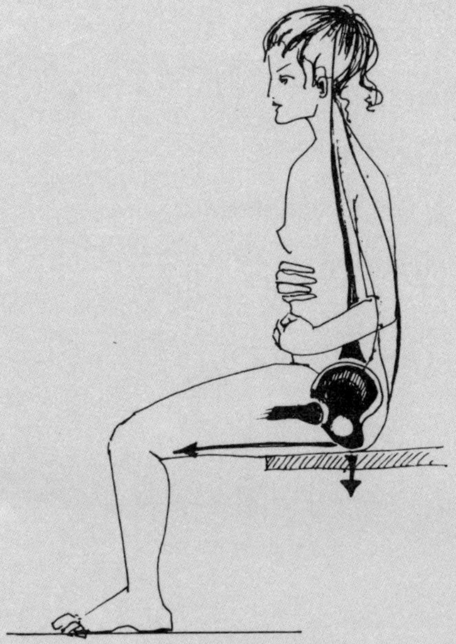

Abb. 3

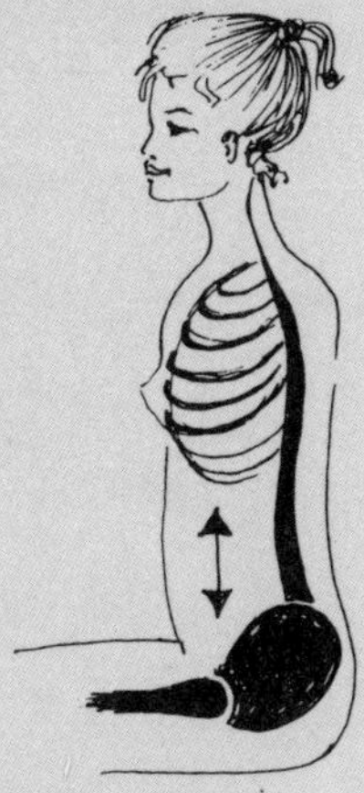

Abb. 4

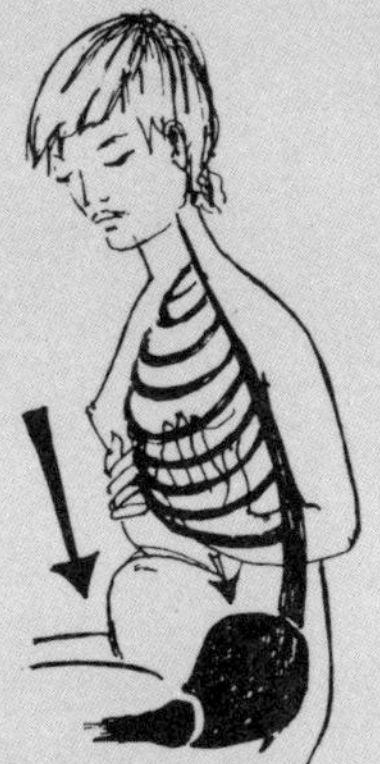

Abb. 5

Ss: Legen Sie je eine Hand links und rechts seitlich auf den Brustkorb (Rippen). Die Daumen zeigen nach oben. Lassen Sie sich nun langsam in die alte, ungesunde Haltung fallen und spüren Sie dabei, wie der Brustkorb in Richtung Becken wandert (**Abb. 5**).

Wichtig: Bodenkontakt!

Besonders wichtig bei allen Grundhaltungen ist der sogenannte **Bodenkontakt,** der die Voraussetzung für alle praktischen Anwendungen darstellt und eine körpergerechte Anordnung von Skelett und Muskulatur bewirkt. Dieser Kontakt mit dem Boden wird über folgende Punkte hergestellt:

Der Fuß ruht auf

- der *Ferse* (über dem Außenrand des Fußes)
- dem *Kleinzehengrundgelenk* und } Ballen
- dem *Großzehengrundgelenk* } Ballen

Miteinander verbunden, ergeben diese drei Punkte ein Dreieck (**Abb. 6**).

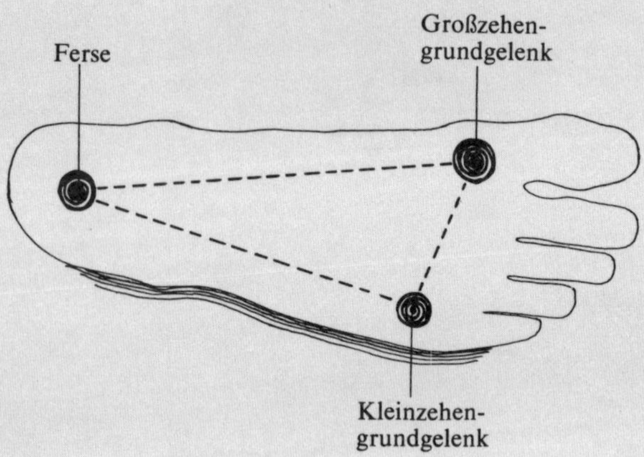

Abb. 6

Ss: Drücken Sie diese drei Punkte in den Boden, legen Sie Ihre Handrücken auf die Oberschenkel und spüren sie den Muskelzug nach oben. Benützen sie diesen Druck, um die Wirbelsäule aus dem Becken aufzurichten. Ziehen Sie dabei die Schultern ein wenig zurück und hinunter. Lächeln Sie!

Vergleichen Sie unsere Füße mit den Wurzeln eines Baumes oder mit dem Fundament eines Hauses. Je tiefer die Wurzeln und je besser das Fundament, desto sicherer ist der Halt. In dieser Körpergrundhaltung hat jede Bandscheibe ihren richtigen Platz, die Nerven können zwischen den einzelnen Wirbeln ungehindert ein- und austreten, und die Gelenke werden nicht belastet. Der Kopf kann frei im Gleichgewicht auf der Halswirbelsäule schweben. Herz und Lunge haben im Brustkorb freien Raum, das Zwerchfell kann sich unbehindert bewegen und so eine natürliche Atmung ermöglichen. Die tieferliegenden Organe – Darm, Magen – und der Blutkreislauf werden nicht beeinträchtigt, und alles kann in seiner natürlichen Funktion arbeiten. Beine und Füße sind nicht verkrampft.

Ss: Eine mögliche Variante ist der *Sesselsitz mit Schrittstellung:* Stellen Sie aus dem eben gelernten Sesselsitz einen Fuß ein Stück nach vor, den anderen ein wenig zurück, so daß sich der ursprüngliche Winkel von 90° auflöst und nur noch als gedachte Linie zwischen dem nach vor und dem nach hinten gestellten Bein existiert. Die Knie und die Vorfüße zeigen dabei leicht nach außen. Die Fersen stehen auf einem gedachten Strich, der als Verlängerung der Körpermittellinie auf dem Boden zu denken ist (**Abb. 7**).

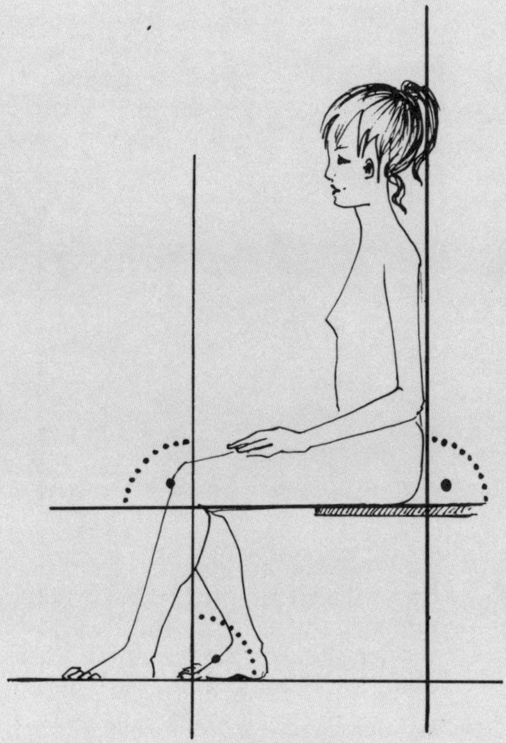

Abb. 7

Der Stand

Die zweite Grundhaltung ist der **Stand;** sie sieht folgendermaßen aus:

S: Die Fersen zeigen wieder zueinander (vgl. **Abb. 1**), die Vorfüße leicht auseinander. Die Füße bilden zu den Schienbeinen einen rechten Winkel. Die Knie sind nicht durchgedrückt und zeigen etwas nach außen, die Wirbelsäule ist aus der Körpermitte gezogen. Schulter- und Kopfhaltung wie beim Sesselsitz (Winkel: Hals – Kinn). Die Arme hängen locker am Körper herab, die Oberarme liegen nicht am Körper an. Das Becken wird vorne hochgezogen, um ein Hohlkreuz zu vermeiden. In Ihrem Gesicht sollte man ein natürliches Lächeln sehen. Wichtig ist es wieder, mit beiden Beinen Bodenkontakt (Fersen, Außenrand und Ballen) herzustellen (vgl. die Redensart: „Mit beiden Beinen fest im Leben stehen"). Eine optimale, entspannte Haltung ist nur möglich, wenn das gesamte Körpergewicht harmonisch um die Schwerlinie verteilt ist. Der Körper wird mit geringstem Kraftaufwand in größter Standfestigkeit gehalten. Die Schwerlinie verläuft von der Ohrenmitte über die Hüftmitte zur Fußmitte. Das Körpergewicht ruht auf dem Fußgewölbe (**Abb. 8**).

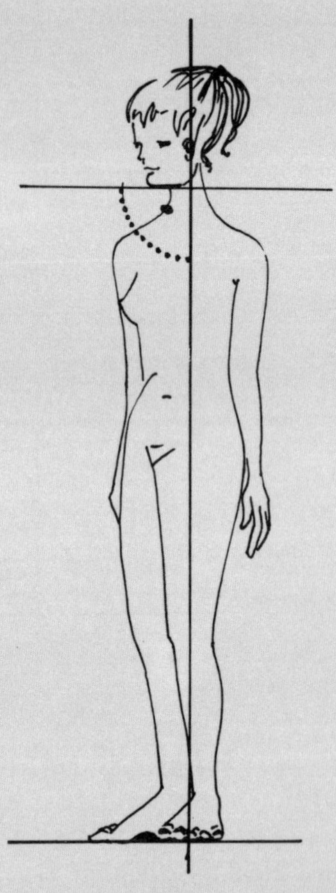

Abb. 8

S: Erkennen Sie selbst wieder den Unterschied von gesunder und ungesunder Haltung: Stellen Sie sich vor einen Spiegel, lassen Sie die Schultern nach vor fallen, den Kopf hängen, schieben Sie den Bauch vor und betrachten Sie sich von jeder Seite. Richten sie sich nun auf und spüren Sie den Unterschied.
Sie können auch einen zweiten Vergleich anstellen: Belasten Sie nur ein Bein und setzen Sie die Hände auf die Hüften bzw. auf den Brustkorb. Spüren Sie wieder beim Aufrichten, wie sich der Körper in die natürliche Haltung begibt.

Der Bodensitz

Die dritte Grundhaltung, der **Bodensitz,** stellt anfangs sicher die ungewohnteste Position dar.

Bs: Setzen Sie sich auf den Boden, strecken Sie die Beine parallel nach vorne und lassen Sie die Fersen beieinander. Die Vorfüße (siehe Seite 34) fallen nun natürlich auseinander und werden in Richtung Schienbein angezogen (rechter Winkel im Sprunggelenk). Die Wirbelsäule wird aufgerichtet, und der Oberkörper bildet mit den Beinen ebenfalls einen rechten Winkel. Der Kopf schwebt frei und im Gleichgewicht auf der Halswirbelsäule (**Abb. 9**).

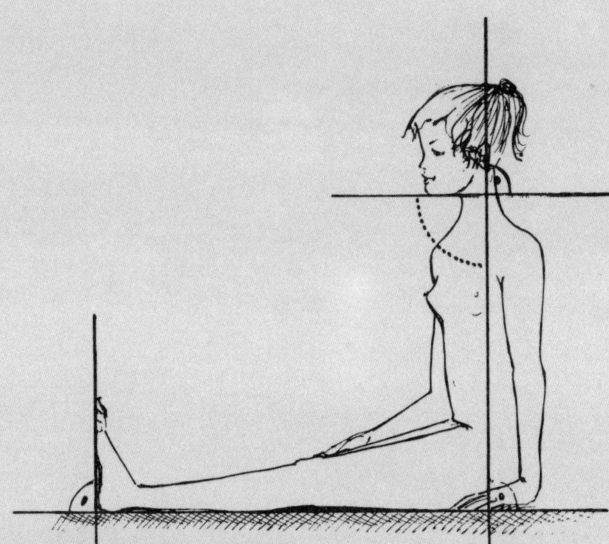

Abb. 9

Diese Haltung kann sicher erst nach einigem Üben korrekt eingenommen werden.

Die Rückenlage

Die vierte und letzte Körperhaltung ist die **Rückenlage.** Auch hier existieren zwei rechte Winkel, und zwar im Sprunggelenk zwischen Beinen und Füßen und zwischen Hals und Kinn (wie beim Bodensitz) – **Abb. 10.**

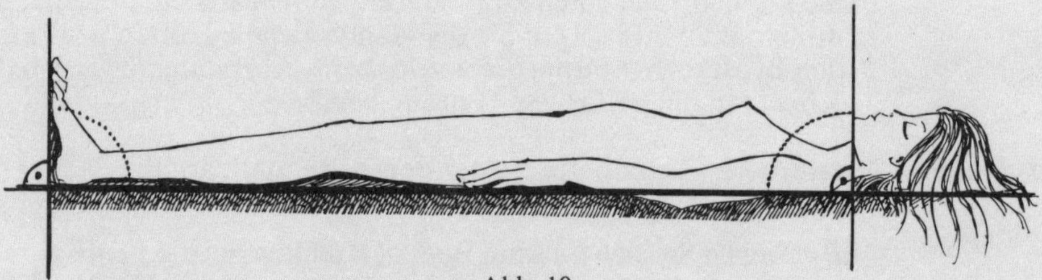

Abb. 10

Übungsteil

Die Füße

Die größte Bedeutung in der *Ismakogie* kommt den Füßen als Stütz- und Fortbewegungsorgan beim Stehen und beim Gehen zu.
Auf ihnen ist diese Lehre aufgebaut (siehe Bodenkontakt, Seite 26). Ihre Pflege stellt eine wichtige Voraussetzung für die Gesundheit dar, denn ihre Aufgabe ist es, uns ein Leben lang zu tragen und das gesamte Körpergewicht aufzunehmen. Der Fuß muß sehr beweglich und elastisch sein, damit wir gehen, springen, laufen und all die anderen relevanten Bewegungen ausführen können.

Der Fuß besteht aus

- sieben *Fußwurzelknochen:*
  Sprungbein, Kahnbein, drei Keilbeine, Fersenbein (Ansatz der Achillessehne) und Würfelbein
- fünf *Mittelfußknochen* und aus den
- *Zehengliedern*
  Die große Zehe hat zwei Glieder, alle anderen Zehen haben drei Glieder (vergleiche Hand)

Unter dem Klein- bzw. Großzehengrundgelenk liegen ein bzw. zwei kleine *Sesambeinchen,* die ei-

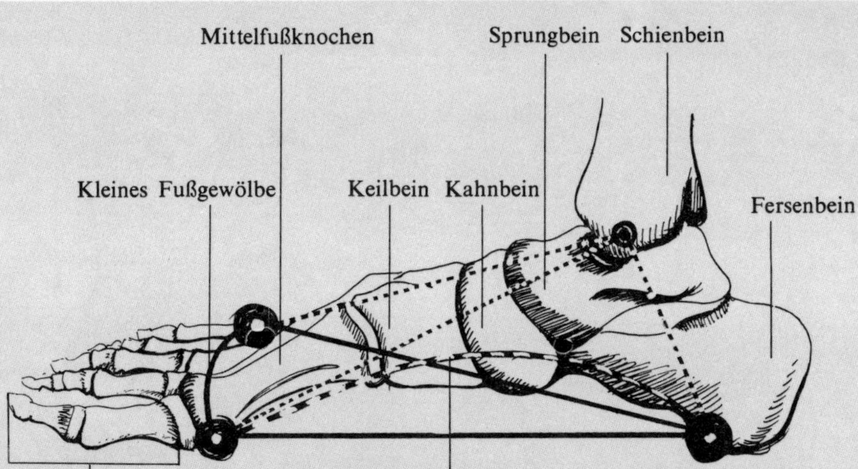

Das Fußskelett

ne dämpfende und lagernde Funktion haben. Die Evolution hat hier besonders sorgfältig gearbeitet. Es hat sich im Lauf der Jahrtausende eine Vielzahl von Fußknochen entwickelt, um die Körperlast in verschiedenen Lagen zu tragen. Der gesunde Fuß hat und erhält seine *Gewölbe.* Die Fußgewölbe sind für eine gesunde, aufrechte Haltung eine absolute Notwendigkeit. Bei statisch richtiger Belastung der Füße bildet das Längsgewölbe eine Brücke zwischen dem Großzehengrundgelenk und der Ferse. Das zweite Gewölbe liegt zwischen dem Klein- und dem Großzehengrundgelenk (Ballen). Durch falsches Schuhwerk, Übergewicht und schlechte Haltung kann dieses Gewölbe einsinken, und es kann zu Senk-, Knick- bzw. Spreizfüßen kommen.

Der Fußpflege und den Übungen muß man deshalb große Bedeutung beimessen, da jedes Organ und viele wichtige Körperteile ihren Platz als Druckpunkt in der *Fußsohle* besitzen (vgl. Reflexzonen). Durch tägliches Üben werden die Muskeln gestärkt und die Bänder geschmeidig gehalten, der Blutkreislauf wird belebt, und das körperliche Wohlbefinden steigt.

Wenn Sie im Übungsteil das Wort *Vorfuß* lesen, so ist der Bereich des Fußes vom inneren und äußeren Knöchel (Sprunggelenk) bis zu den Zehen gemeint. Der Bereich zwischen Klein- und Großzehengrundgelenk (kleines Fußgewölbe) wird in weiterer Folge mit *Ballen* bezeichnet.

Um sich die Wichtigkeit der Füße zu verdeutlichen, enthält der erste Übungsteil eine *Gegenüberstellung* von *richtiger und falscher Haltung.* Beobachten Sie sich selbst und führen Sie folgende Übungen langsam aus:

- Sitzen mit verschränkten Armen und überkreuzten Beinen, einwärts gedrehten Vorfüßen und gekrümmtem Rücken.

Übung: Korrektur der einzelnen Fehler (**Abb. 11**).
Füße mit Bodenkontakt und Fersenschluß bzw. Schrittstellung.
Vier rechte Winkel.
Aufrechte Wirbelsäule – Ruhespannung.

- Sitzen mit vorgeschobenem Untergesicht, hochgezogenen Schultern, angepreßten Ellbogen, zusammengekniffenen Lippen (**Abb. 12**).

Übung: Hinterkopf nach oben ziehen, Stirn vorne, Schultern nach hinten unten, Ellbogen leicht körperfern halten, Lippen lockerlassen – lächeln. Ruhespannung.

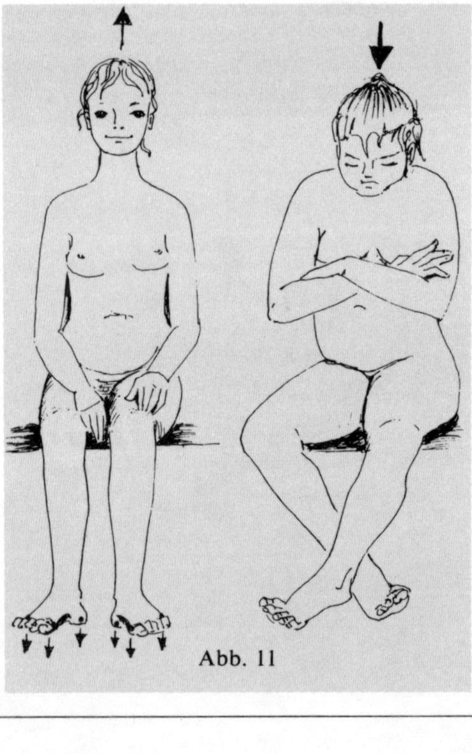

Abb. 11

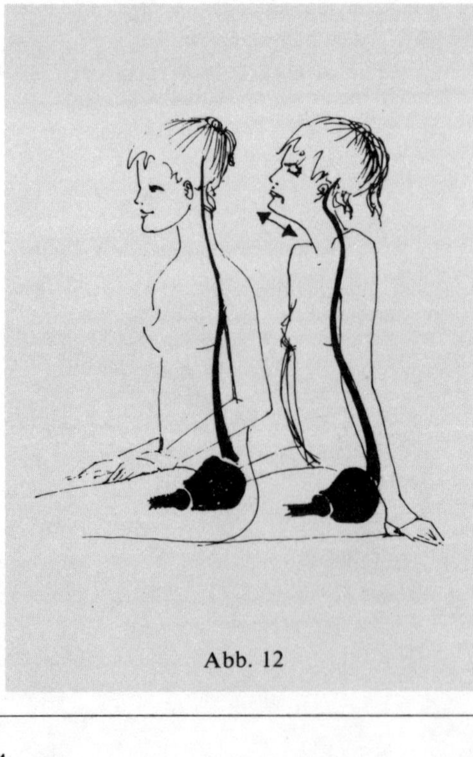

Abb. 12

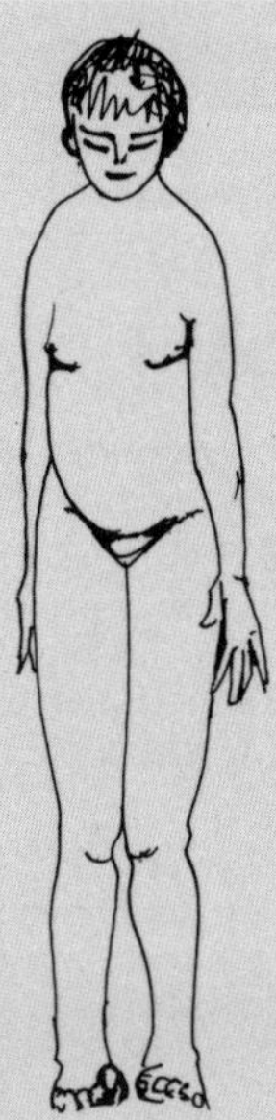

Abb. 13

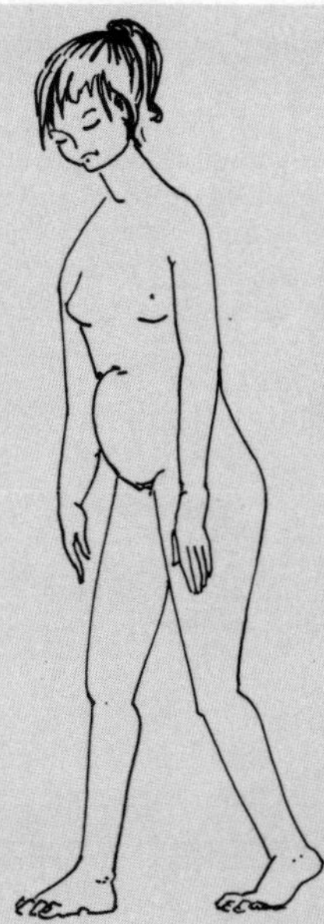

Abb. 14

● Stehen mit nach einwärts gedrehten Vorfüßen, alle Gliedmaßen hängend (**Abb. 13**).

Übung: Beine parallel, Fersen zueinander, Bodenkontakt intensivieren. Körper von Wirbelsäule und Muskeln tragen lassen.

● Gehen mit vorgeneigtem Oberkörper und mit nach hinten betontem Gesäß, latschend, schlenkernd oder trippelnd (**Abb. 14**).

Übung: Zwei rechte Winkel (Fuß – Unterschenkel, Hals – Kinn).
Gehen aus dem Hüftgelenk mit Oberschenkelmuskulatur. Füße mit leicht nach außen zeigenden Fußspitzen von der Ferse her abrollen lassen. Fußmuskeln, Bodenkontakt, gegensätzliches Zehenspiel (**Abb. 15**).
Ss, S: Heben und Senken aller Zehen bis zu den Grundgelenken.
Ss, S, Bs, L: Heben aller Zehen bis zu den Grundgelenken und einzeln niederlegen. Spreizen und wieder Schließen der Zehen. Heben und Senken der Großzehe, erst rechts, dann links, dann beidseitig.

Die folgende Übung kann speziell allen, die von einem Halux valgus, im Volksmund „Frostbeulen“ genannt, geplagt werden, dienen.
Ss, S, Bs, L: Mit einem doppelt gelegten Gummiring (für ½-Liter-Einsiedeglas) beide Großzehen

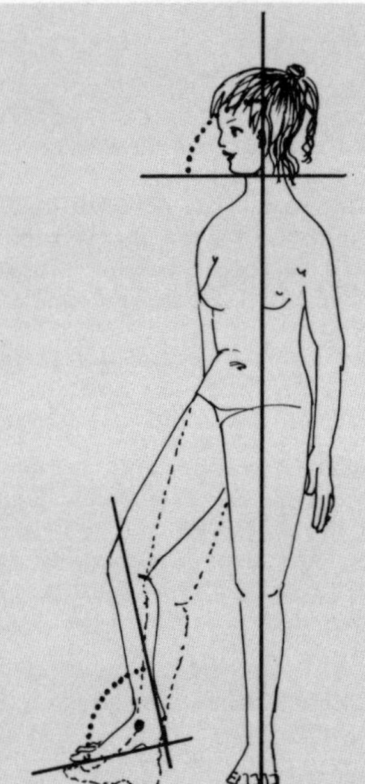

Abb. 15

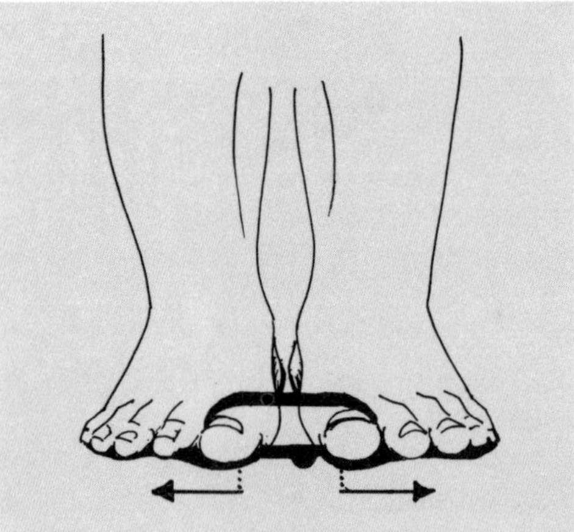

Abb. 16

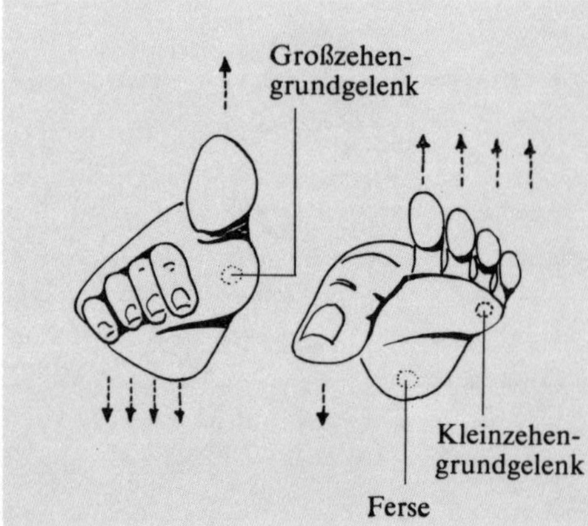

Abb. 17

in der oberen Hälfte umschlingen. Fersen beisammenhalten und den Gummi rhythmisch mit den Großzehen auseinanderziehen (**Abb. 16**).
Ziel: Die Großzehen in ihre natürliche Lage zu bringen.
Führen Sie alle Übungen im Rhythmus durch und werden Sie sich dabei der Bewegung bewußt!

Übungen:

Ss, S: Auf dem Platz gehen. Zuerst die Füße weit vom Boden abheben und diese Hebebewegung immer kleiner werden lassen, bis sie zuletzt nur noch innerkörperlich, aber dennoch deutlich fühlbar ist. Je kleiner und je weniger sichtbar die Bewegung, desto fühlbarer ist der Muskeleinsatz („Weniger ist mehr"). *Bodenkontakt halten!*

Konzentrieren Sie sich bewußt auf Ihren Körper und lernen Sie, Fehlhaltungen selbst zu erkennen und auszugleichen (kontrollieren – korrigieren).

Ss, S: Großzehengrundgelenk in den Boden drücken – die große Zehe hebt sich; Kleinzehengrundgelenk in den Boden drücken – schließlich die Übungen mit beiden Zehengrundgelenken durchführen. Dabei die Grundgelenke (*nicht die Zehen!)* in den Boden drücken; die Zehen lösen sich.

Ss, S, Bs, L: Zehen heben und spreizen, ebenfalls die Finger. Dann Finger langsam lösen und dabei die Spannung in den Zehen ebenfalls lösen.

Ss, S: Die kleinen Zehen heben und senken, schließlich im Wechsel große Zehen hinauf, kleine Zehen hinunter (**Abb. 17**).

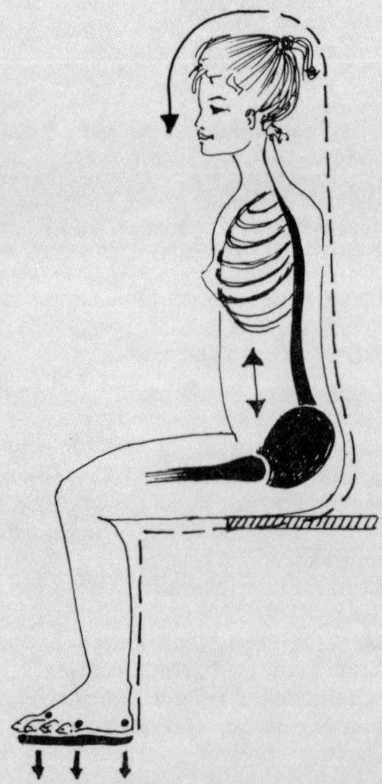

Abb. 18

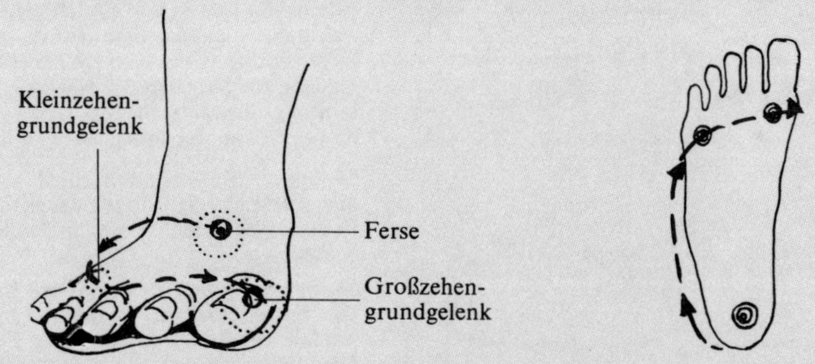

Abb. 19

Ss, S: Fersen und Ballen bleiben am Boden. Drücken Sie nun alle Zehenkuppen in den Boden. Lösen – entspannen.

Ss, S: Strecken Sie die Zehen nach vorne und drücken Sie dabei die Zehenwölbungen durch *(Bodenkontakt halten)* – lösen. Kontrollieren Sie wieder Ihre Körperhaltung und lächeln Sie.

Ss, S: Zehen einzeln in den Boden drücken und heben (Klavierspielen).

Ss, S, Bs, L: Zehen einzeln heraufziehen und in der Luft winken.

Ss, S: Fersen in den Boden drücken, Vorfüße heben und mit den Zehen eine „Faust" machen und wieder lösen und Zehen strecken.

Ss, S: Zehen beugen und lösen (Zehengrundgelenke bleiben am Boden).

Ss, S: Fersen mit der Achillessehne in den Boden drücken und dabei den Zug über Wade, Oberschenkelmuskulatur, Gesäß bis hinauf in die aufgerichtete Wirbelsäule und schließlich über den Nacken bis in das Gesicht verfolgen (**Abb. 18**).

Ss, S: Außenränder in den Boden saugen, Bodenkontakt halten, ohne dabei die restlichen Bodenkontaktpunkte abzuheben. Spüren Sie den Zug über die Oberschenkel aufwärts in den Rippenkorb. Muskelzug hinauffließen lassen.

Ss, S: Die Füße über die Fersen, Fußaußenränder, Klein- und Großzehengrundgelenke (= Ballen) bewußt abrollen lassen. Zuerst mit jedem Fuß einzeln üben und damit vertraut werden, dann mit beiden Füßen gleichzeitig (**Abb. 19**). *Vorübung für das Gehen.*

Ss, S: Abwechselndes Abrollen der Füße über die Vier-Punkte-Führung (Ferse – Außenrand – Kleinzehengrundgelenk – Großzehengrundgelenk) über Großzehenkuppen abheben. *Vorübung für das Gehen.*

Ss, S: Fersen heben und senken. Achten Sie darauf, daß die Fersen in der Körpermitte bleiben; die Fersen beim Senken in den Boden drücken.

Ss, S: Vorfüße hochheben – mit Zug zu den Schienbeinen –, Fersen bleiben am Boden (Venenpumpe).

Die letzten beiden Übungen im flüssigen Wechsel: einmal die Vorfüße, einmal die Fersen heben.

Ss, S: Fersen bleiben geschlossen am Boden. Vorfüße abheben, einmal nach links führen und abstellen, hochheben, nach rechts führen und wieder abstellen.

Ss, S: Vorfüße bleiben am Boden. Fersen heben und nach links abstellen, hochheben und nach rechts abstellen.

Ss, S: Fersen öffnen und schließen – Vorfüße öffnen und schließen.

Ss: Beide Vorfüße nach rechts führen und niederstellen – Fersen nach rechts führen und niederstellen. Die Übung so lange abwechselnd ausführen, bis der Körper aus der Geraden kommt.

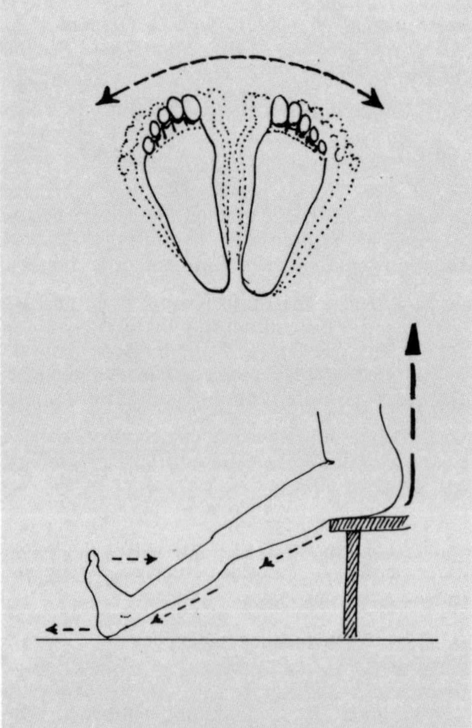

Abb. 20

Und nun wieder zurück in die Ausgangsstellung und die gleiche Übung nach links. Exakt aufheben und niedersetzen. Je länger die Übung andauert, desto kleiner sollen die Bewegungen werden.

Ss, S: Gehen Sie abwechselnd nur mit den Vorfüßen und nur mit den Fersen am Platz.

Ss: Fersen gehen in kleinen Schritten nach vor, bis die Beine gestreckt sind; Vorfüße wieder zum Schienbein anziehen. Die Beine zwar strecken, doch dabei die Kniekehlen nicht durchstrecken. *Kontrolle der Körperhaltung! Oberkörper gerade halten!*

Ss: Aus dieser Stellung Achillessehnen abwechselnd links und rechts langziehen (als ob Sie mit der Ferse etwas von sich schieben würden (Ferse lang) – **Abb. 20.**

Ss: Fersenschluß – Fersen eng aneinanderstellen, Vorfüße sind nach auswärts gerichtet, Unterschenkelmuskulatur liegt fast aneinander. Knie leicht geöffnet, Oberkörper ist aufrecht. Fersen, Fußaußenrand, Klein- und Großzehengrundgelenk (Ballen) in den Boden drücken. Es ergibt sich daraus eine körperaufwärts gerichtete Muskelspannung über die Wirbelsäule und den Nacken zur Nasenspitze. Muskelzug vom Bodenkontakt aufwärts fließen lassen (Schlankspannung), Spannung lösen.

Ss: Spüren Sie den Unterschied: Vorfüße hochheben, Fersen in den Boden drücken = *Streckung.* Fersen hochheben, Vorfuß in den Boden drücken = *Beugung.*

Ss, S: Fersen und Ballen in den Boden drücken. Die Fersen bleiben an ihrem Platz, die Ballen werden am Boden in Richtung Fersen gezogen. Die Zehen werden dabei in der Luft gehalten. Spannung wieder lösen (Belebung der Fußwölbung). Führen Sie die Übung auch umgekehrt durch, indem Sie die Ballen am Platz lassen und die Fersen nach vor ziehen.

Ss, S: Fußrücken (Rist) muskulär gegen die Unterschenkel hinauf ziehen. Ferse und Ballen bleiben am Boden. Das Fußgelenk wird schmal. Je fester man die Fußsohlen (Bodenkontaktpunkte) auf den Boden drückt, desto stärker ist der muskuläre Aufwärtszug zu spüren (Aktivierung der großen Fußgewölbe) – **Abb. 21.**

Fußbrücke:

Ss, S: Fußbrücken ziehen (drei Hilfspunkte: die Großzehen muskulär zueinander ziehen, die

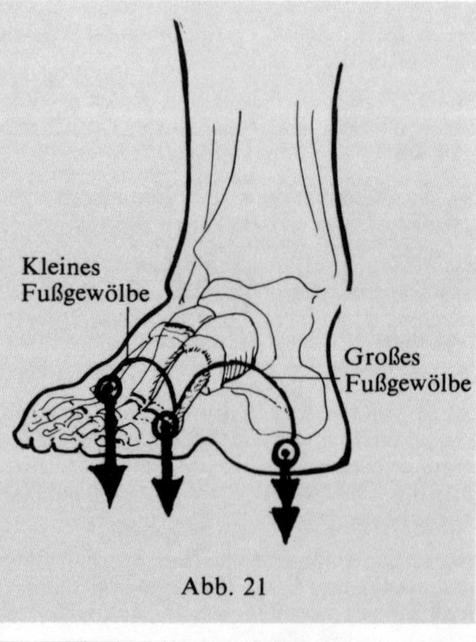

Abb. 21

Kleinzehen über den Fußaußenrand weit nach vorne strecken, Fußrücken gegen Schienbein ziehen). Die großen Zehen von den übrigen Zehen wegspreizen. Die drei Bodenkontaktpunkte (Kleinzehengrundgelenk, Großzehengrundgelenk und Ferse) in den Boden drücken.

Ss, S: Kleinzehengrundgelenk und Großzehengrundgelenk in den Boden drücken. Die drei mittleren Zehen sollten sich von selber lösen. Diese Übung (**Abb. 22**) dient speziell der Stärkung des kleinen Fußgewölbes (Quergewölbes) zwischen Kleinzehen- und Großzehengrundgelenk.

Ss, S: Versuchen Sie die gleichen Bewegungen der Füße parallel zu den Händen zu machen, das heißt, strecken Sie die kleinen Finger über die Kleinfingerkante nach vorne und ziehen Sie die Grundgelenke der beiden Daumen (Daumenballen) in Richtung Boden. Die anderen Grundgelenke (Mittelfinger, Ringfinger) nach oben ziehen, so daß auch hier eine Wölbung entsteht. Diese Bewegung sollte im Gleichklang mit den Füßen ausgeführt werden.

Ss: Kleinfingerkanten auf die Oberschenkel legen. Ziehen Sie die beiden kleinen Finger lang nach vorne, drücken Sie diese auf die Oberschenkel und führen Sie dann die gleiche Bewegung mit den kleinen Zehen und dem Fußaußenrand durch. Spüren Sie, wie sich an der Fußaußenkante und der Kleinfingerkante eine Verbindung ergibt (**Abb. 23**).

Das Kältegefühl in den Füßen geht verloren, wenn man Fußübungen macht. Wenn die Fußmuskulatur inaktiv ist, wird der Senk-, Spreiz- und Plattfuß gefördert.

Ss: Erfühlen der drei Bodenkontaktpunkte. Ferse in den Boden drücken – ebenso Großzehen- und Kleinzehengrundgelenke – und wieder lösen.

Ss, S: Alle Bodenkontaktpunkte im Rhythmus ansaugen und lösen. Pflegen Sie den *Bodenkontakt* und geben Sie diesen nie auf, denn er stellt die unmittelbare Verbindung zur Erde dar.

Ss, S: Strecken Sie Ihren Körper mehrmals täglich über die Bodenkontaktpunkte aufwärts auf seine eigentliche Größe. Fehlt der Bodenkontakt, so „rinnt" der Körper auseinander, die Knochen drücken nach unten, die Muskulatur erschlafft.

Ss, S: Bei geschlossenen Fersen die Vorfüße voneinander entfernen – nicht am Boden wegschmieren, sondern abheben – und wieder in die Ausgangsstellung zurückbringen.

Ss, S: Fersen zusammen, Fersen auseinander und wieder schließen (Gegensätzlichkeit der Gelenke spüren lassen). Fersen geschlossen – Knie geöffnet = *Streckung;* Fersen auseinander – Knie zueinander = *Beugung.*

Ss, S: Im Wechsel die Vorfüße auseinanderführen und schließen, dann dasselbe mit den Fersen: auseinanderführen und schließen. (Erkennen, was geschieht.) Fersen in den Boden drücken!

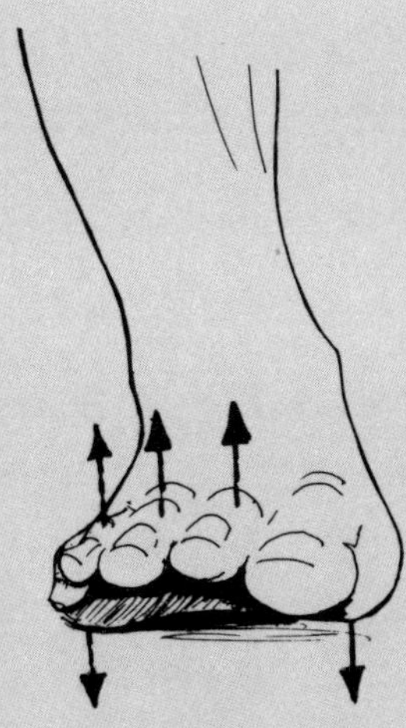

Abb. 22

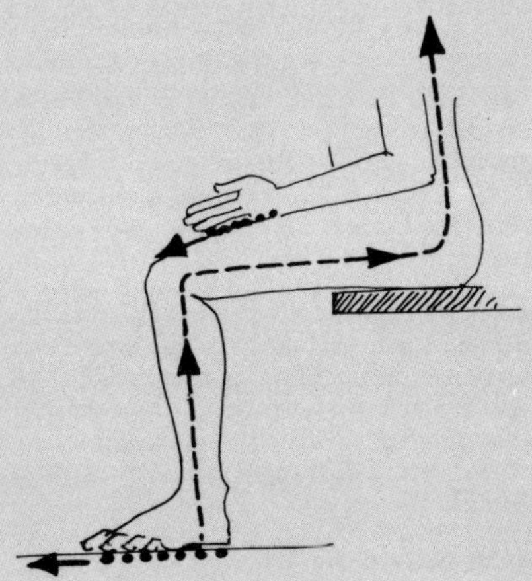

Abb. 23

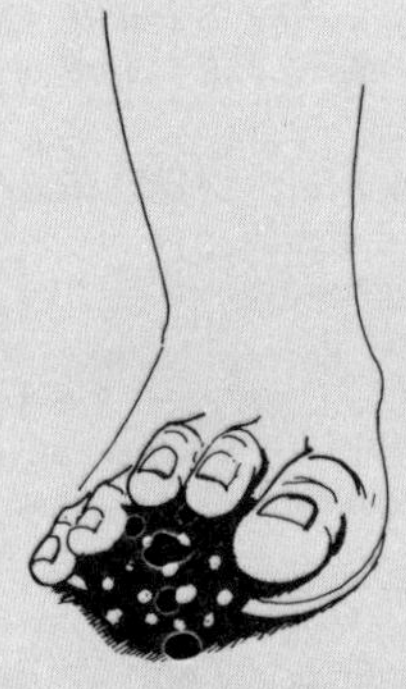

Abb. 24

Ss: Legen Sie je einen kleinen Hartgummiball unter die Füße und rollen Sie diesen mit den Fußsohlen vor und zurück (Belebung der Fußmuskulatur). Durchmesser des Hartgummiballes: ca. 1 cm – **Abb. 24.**

Ss: Legen Sie den Ball zwischen das Kleinzehen- und das Großzehengrundgelenk des rechten Fußes und rollen Sie ihn mit dem Ballen wenige Zentimeter vor und zurück. Drücken Sie abwechselnd das Kleinzehen- und das Großzehengrundgelenk über den Ball in den Boden und schließlich beide Gelenkspunkte gleichzeitig (Fersen bleiben am Boden – Haltungskontrolle!).
Dieselbe Übung wird auch mit dem linken Fuß ausgeführt, dann mit beiden Füßen zugleich. – Bewußtes Erfühlen und Erleben des kleinen Fußgewölbes.

Ss: Legen Sie den Ball nun zwischen Ferse und Ballen und kreisen Sie leicht nach außen (großes Fußgewölbe wird belebt und reaktiviert). Erst mit dem rechten Fuß, dann mit dem linken Fuß kreisen. Der Druck auf den Ball soll angenehm fühlbar sein.

Ss, S: Ein kleines, etwa 3 cm dickes Brettchen auf den Boden legen. Mit den Vorfüßen bis zur Hälfte der Mittelfußknochen (einschließlich Ballen) auf das Brettchen stellen und abwechselnd mit der linken und der rechten Ferse leicht hoch- und tieffedern, schließlich gleichzeitig. *Knie nicht durchdrücken!*

S: Federn Sie aus der gleichen Ausgangsstellung wie oben mit den Fersen hoch und ziehen Sie diese zu Boden. Stellen Sie sich dabei vor, daß sich zwischen Boden und Fersen ein Schaumgummipolster befindet. Drücken Sie nun die Fersen gegen diesen Widerstand auf den Boden und lassen Sie den Muskelzug im Körper hochsteigen. *Knie nicht durchdrücken!*
Die Übung kann auch mit Hilfe von Stufen, Büchern oder Fußstaffeln ausgeführt werden. Sie soll der Achillessehnenverkürzung (durch hohe Absätze) entgegenwirken.

Ss, S: Stellen Sie die Zehenballen bis zu den Mittelfußknochen auf das Brettchen. Heben Sie die geschlossenen Fersen an und senken Sie diese einmal nach rechts und dann nach links ab. Die Ballen bleiben auf dem Brett!

Versuchen Sie, sich bei diesen Übungen zu konzentrieren und sich der Bewegung bewußt zu werden. Wichtig ist, die Übungen langsam auszuführen!

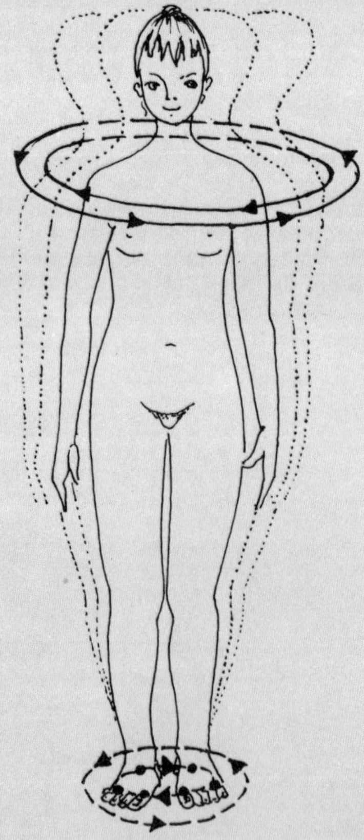

Abb. 25

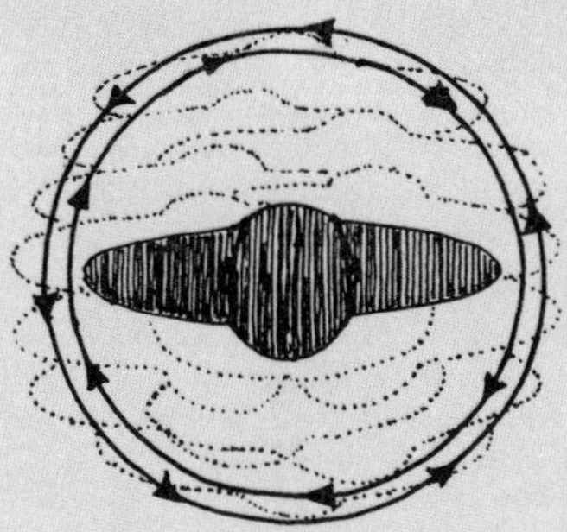

Abb. 26

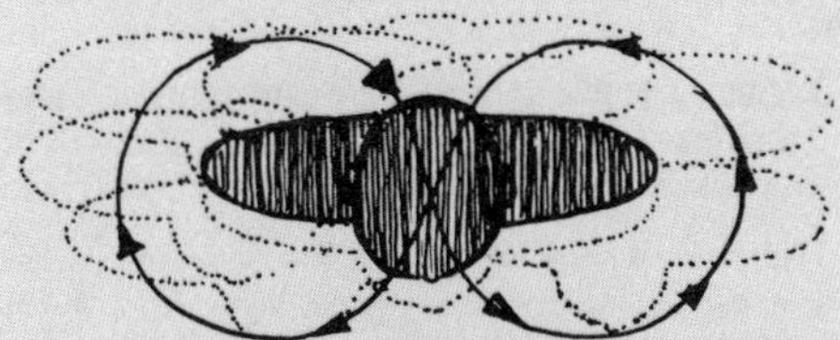

Abb. 28

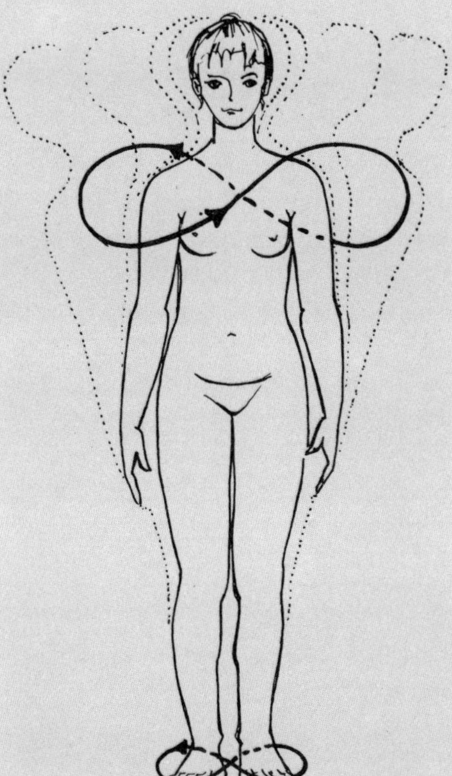

Abb. 27

Wie schon in der Einleitung beschrieben wurde, schwingt der natürliche und gesunde Körper (Schwingungsrhythmik). Aus diesem Grund stellen **Schwingungsübungen** einen wesentlichen Bestandteil in der *Ismakogie* dar:

S: Stellen Sie sich ruhig und gelöst hin, schließen Sie die Augen und warten Sie ab, wie der Körper von selbst zu schwingen beginnt. Verkrampfen Sie sich nicht, sondern lassen Sie alles einfach geschehen und auf sich einwirken.

S: Schwingen von Fußaußenkante zu Fußaußenkante, anschließend von Fußinnenkante zu Fußinnenkante. Fußaußenkante: Schwingung ist etwas größer; Fußinnenkante: Schwingung ist kleiner.

S: Schwingen Sie, indem Sie die Bodenkontaktpunkte im Kreis belasten (**Abb. 25**), wechseln Sie auch die Richtung (rechter Fuß – Ferse – Außenrand, Klein- und Großzehengrundgelenk – zum linken Großzehengrundgelenk – Kleinzehengrundgelenk – Außenrand der Ferse). Einmal von rechts nach links, dann umgekehrt – (**Abb. 26**).

S: Schwingen, indem Sie mit dem Körper Achterschleifen ziehen (**Abb. 27**). Beginnen Sie mit dem rechten Fersenaußenrand, dann über das Kleinzehengrundgelenk zum Großzehengrundgelenk, weiter zur Innenferse des linken Fußes, über die Rundung der Ferse zum linken Außenrand, zum Kleinzehengrundgelenk, schließlich zum Großzehengrundgelenk. Und wieder in die Ausgangsstellung – rechte Innenferse – zurück – **Abb. 28.**

Wählen Sie zu allen Schwingungsübungen langsame Musik und achten Sie darauf, daß die Schwingungen mit zunehmendem Können immer kleiner werden, bis sie fast nicht mehr zu bemerken sind.

S: Schwingen Sie von den Fersen zu den Ballen und zurück. Füße bleiben am Boden, Zehen vom Boden lösen.

S: Heben und senken Sie rhythmisch die Großzehen – es entsteht ein leichtes Vor- und Rückschwingen – und spüren Sie, wie die Schwingung auf den gesamten Körper übergeht (Großzehe als „Dirigent"). Gehen die großen Zehen nach oben, so schwingt der Körper in Richtung Ferse; beim Senken der großen Zehen schwingt er zum Ballen (Grundgelenke bleiben am Boden). Konzentrieren Sie sich bewußt auf die Großzehenbewegung und lassen Sie diese auf den Körper übergehen. Bleibt die große Zehe im Streckzustand, ist auch der Körper gestreckt – **Abb. 29.**

Rhythmisches und langsames Schwingen geht mit der Körperordnung konform, bedeutet ein ausgewogenes Verhältnis von Beugen und Strecken (wie in der Natur Ebbe und Flut oder Tag und Nacht) und ist eine bewußte Verteilung des Gleichgewichts um die Körpermitte. Wenn Wirbel und Gelenke (Fuß-, Knie-, Hüft-, Schulter- und Nackengelenke) in einer Linie übereinander liegen, dann befindet sich der Körper im inneren Gleichgewicht und kann schwingen.
Richtige Haltung: Betrachten Sie den Körper von der Fußsohle bis zum Kopf als Einheit und knicken Sie ihn nicht ab. Lächeln Sie dabei!
Die Schwingungsübungen bieten unter anderem auch eine hervorragende Möglichkeit des Sich-Findens.

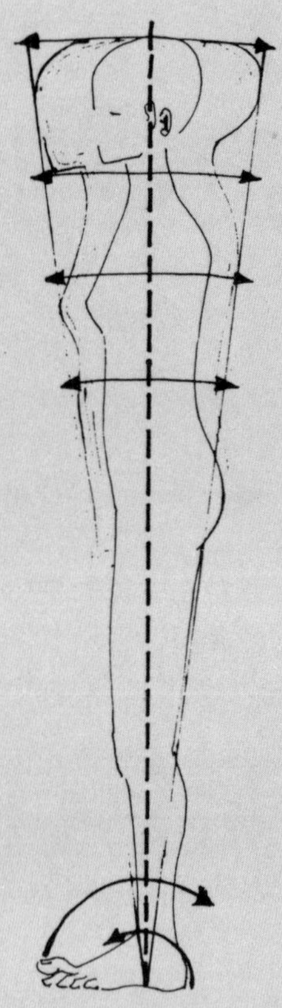

Abb. 29

Das Sprunggelenk

Das Sprunggelenk unterliegt – wie das Knie – einer großen Belastung. Man unterscheidet ein oberes und ein unteres Sprunggelenk. Das *obere Sprunggelenk* bewegt den Fuß auf und ab (ca. 60 bis 70 Grad) und liegt gewissermaßen in einer Gabel zwischen Schienbein (innerer Knöchel) und Wadenbein (äußerer Knöchel). Das *untere Sprunggelenk* stellt eine Verbindung zwischen Sprung-, Fersen- und Kahnbein dar. Es ist für Kippbewegungen der Fußinnen- bzw. -außenkante nach oben und unten verantwortlich.

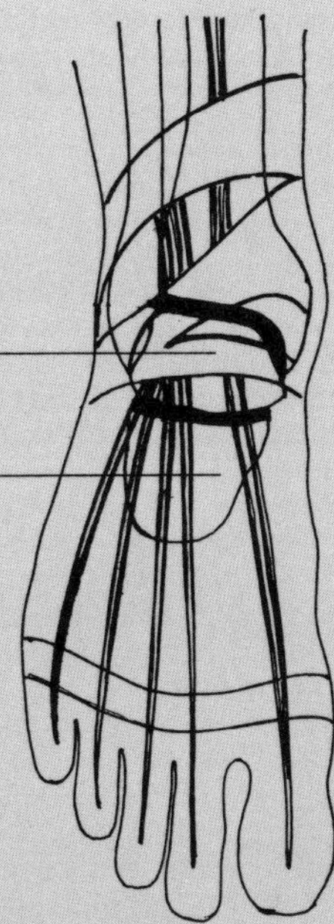

Das Sprunggelenk

Übungen:

Ss, S: Beide Vorfüße am Platz hochheben und niederstellen, beide Fersen am Platz hochheben und niederstellen. Führen Sie diese Übung im Wechsel, wie beim Treten einer Nähmaschine, durch (**Abb. 30**). *Oberes Sprunggelenk.*

Ss: Sie können diese Übung mit einer Variante versehen. Die Ausgangsstellung sieht folgendermaßen aus: Der rechte Fuß ruht auf den Zehenballen, und die Ferse ist vom Boden abgehoben; der linke Fuß ruht auf der Ferse, und der Vorfuß ist abgehoben und zum Schienbein gezogen. Bewegen Sie aus dieser Stellung den rechten Fuß vom Ballen zur Ferse (jetzt wird der rechte Vorfuß herangezogen), während der linke von der Ferse zum Ballen geht (hier wird nun die linke Ferse abgehoben). Die Füße müßten sich in einer Haltung befinden, die genau gegengleich zur Ausgangsstellung ist. Führen Sie diese Wechselbewegung mehrmals hintereinander durch und lassen Sie diese immer kleiner werden, bis fast nur mehr die Bodenkontaktpunkte gewechselt werden.

Ss, S: Heben Sie den rechten Vorfuß und kreisen Sie mit diesem innen hoch nach außen hinunter. Gleiche Übung mit dem linken Vorfuß und schließlich mit beiden Vorfüßen von innen nach außen kreisen.

Ss: Strecken Sie die Beine nach vorne, so daß nur mehr die Fersen den Boden berühren. Ziehen Sie die leicht geöffneten Vorfüße zum Schienbein und drücken Sie dabei die Kniekehlen nicht durch. Diese Haltung wird in der *Ismakogie* mit **Fersen lang** bezeichnet. Neigen Sie Ihren Oberkörper jedoch nicht nach hinten, sondern halten Sie diesen gerade!
Ziehen Sie nun aus dieser Stellung die Vorfüße federnd in Richtung Schienbein heran. Lösen.

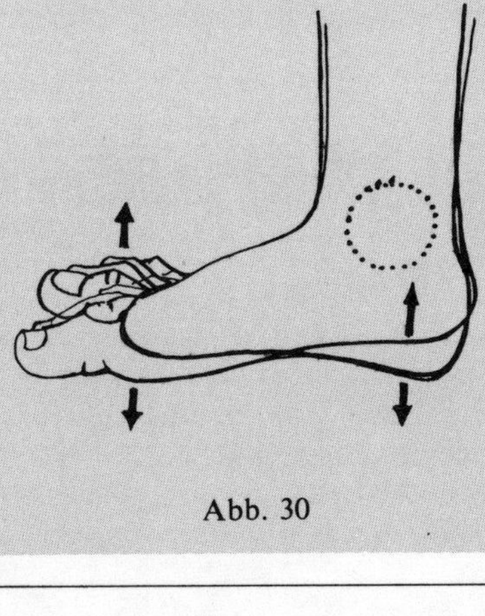

Abb. 30

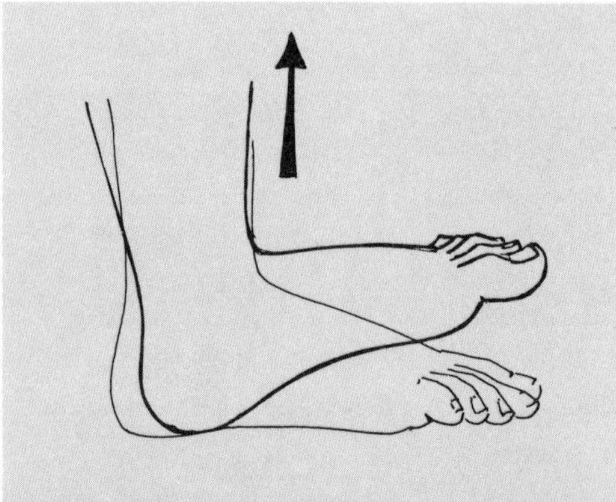

Abb. 31

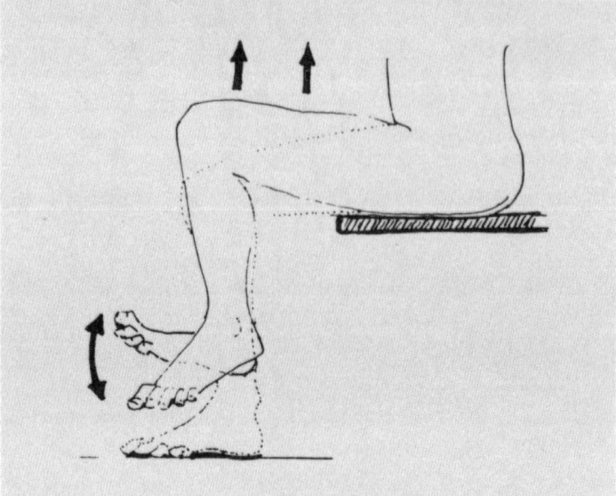

Abb. 32

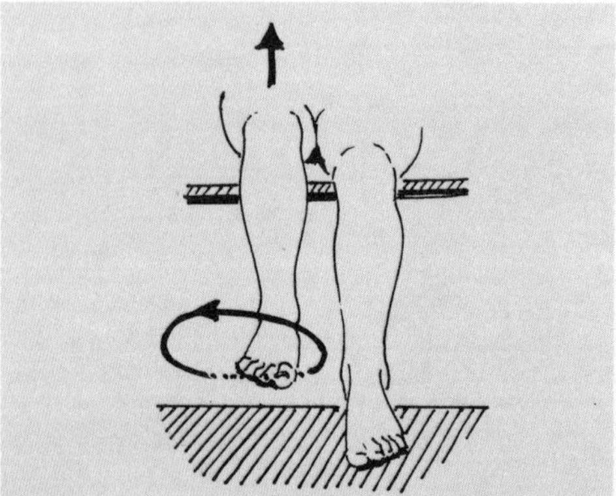

Abb. 33

Ss: Gleiche Stellung. Im Wechsel einmal rechter Vorfuß zum Schienbein, dann linker Vorfuß zum Schienbein (**Abb. 31**).

S: Schwingungsübung aus dem Sprunggelenk nach rechts und links, dasselbe auch vor und zurück (hier schwingen Wadenbein und Schienbein [Gabel] über Sprungbein). *Bodenkontakt halten!*

Ss, S: Heben Sie den rechten Oberschenkel an und halten Sie diesen oben. Der Unterschenkel hängt locker herunter. Ziehen Sie nun aus dieser Stellung den Vorfuß einmal in Richtung Unterschenkel (Schienbein), einmal in Richtung Boden. Dasselbe mit dem linken Bein (**Abb. 32**). Diese Bewegung dient der Beweglichkeit des *oberen Sprunggelenkes.*

Ss, S: Gleiche Stellung wie oben. Ziehen Sie nun abwechselnd die Fußinnen- bzw. die Fußaußenkante in Richtung Boden und vergessen Sie nicht den Beinwechsel. – Aktivierung des *unteren Sprunggelenkes.*

Ss, S: Haltung wie oben: Kreisen Sie mit dem rechten Vorfuß von innen nach außen (**Abb. 33**). Dasselbe mit dem linken Bein.

Ss: Rechten Oberschenkel anheben, Unterschenkel hängt herab. Tippen Sie, indem Sie den Oberschenkel nur heben und senken, jedoch nicht im Hüftgelenk drehen, abwechselnd mit der Außenkante und der Innenkante auf den Boden. Beinwechsel. – *Unteres Sprunggelenk.*

Ss: Gleiche Übung wie oben. Tippen Sie aber jetzt, während Sie den Oberschenkel wieder heben und senken, abwechselnd mit der Ferse und dem Ballen auf den Boden. Beinwechsel. – *Oberes Sprunggelenk.*

Ss: Kombinieren Sie die beiden Übungen, indem Sie im Kreis einmal mit der Ferse, dann mit der Außenkante, mit dem Ballen und schließlich mit der Innenkante den Boden berühren.

Ss: Die Übung ähnelt im Bewegungsablauf der vorhergehenden. Während Sie wieder den rechten Oberschenkel heben und senken und dabei die Fußinnen- und -außenkante wechseln, wandern Sie mit dem Unterschenkel ein Stück nach vor und wieder zurück. Wechseln Sie auch das Bein.

Die folgende Übung heißt **Steigbügelübung.** Der Name rührt daher, daß der lange Wadenbeinmuskel und der vordere Schienbeinmuskel wie eine steigbügelartige Schlinge das Quergewölbe des Fußes stützen. Sie ist eine sehnige Verbindung der beiden Muskeln und verläuft unter dem Fuß-

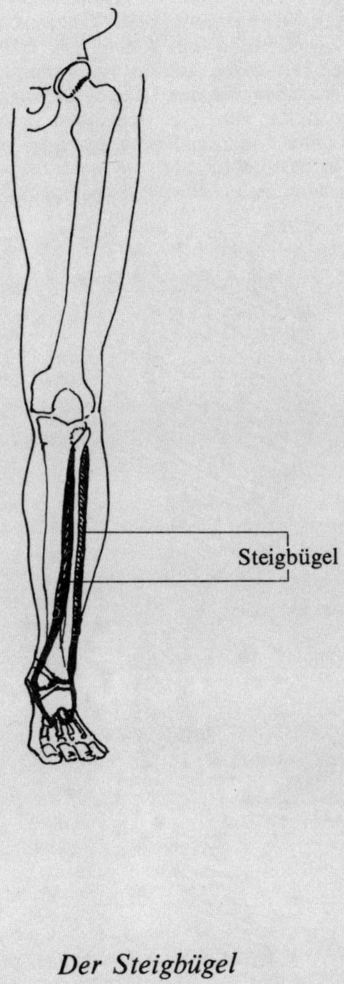

Der Steigbügel

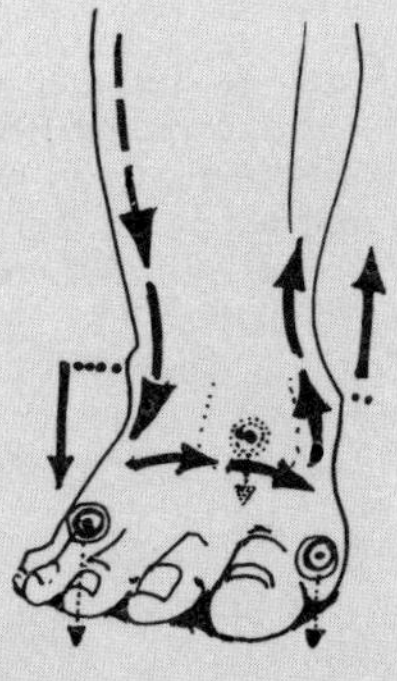

Der Steigbügelzug

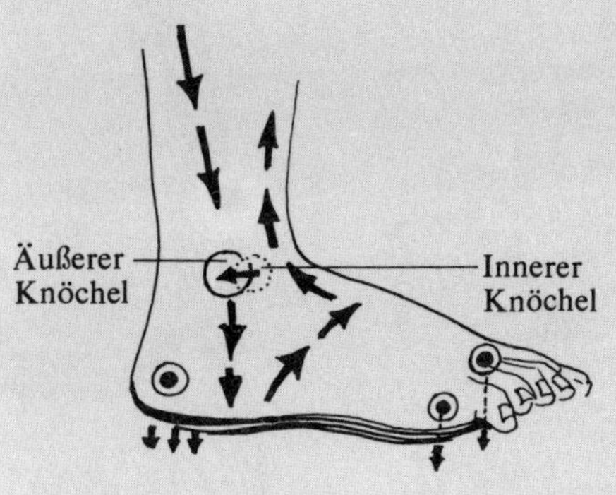

Abb. 34

knochen in der Fußsohle. Dadurch ist es möglich, alle Bewegungen des Fußes im Sprunggelenk zu kontrollieren.

Ss: Ziehen Sie den Außenrand (äußerer Knöchel) des rechten Fußes zu Boden und den inneren Knöchel hinauf. *Bodenkontaktpunkte nicht abheben!* Beinwechsel. Sie können, um die Muskeltätigkeit zu erfühlen, eine Handfläche innen und die andere außen auf das Schienbein legen. Spüren Sie die Aktivierung des Schienbein- und Wadenbeinmuskels.

Ss, S: Bewußtes Ansaugen der Ferse, Außenrand, Klein- und Großzehengrundgelenk in den Boden; Kontrolle: Zehen sind gelöst. Ziehen Sie den inneren Knöchel (Schienbein) gegen den äußeren (Wadenbein). Lösen (**Abb. 34**). – *Belebung und Festigung des Gewölbes und Sprunggelenkes.*

Das Kniegelenk

Das Knie stellt das größte und empfindlichste Gelenk des Körpers dar und besitzt einen äußerst komplizierten Aufbau. Es ist in erster Linie ein Schaniergelenk und wird von den konvexen Gelenkpartien der *Schenkelbeinknorren* und der annähernd ebenen Gelenksfläche des *Schienbeinknorrens* gebildet. Als Ausgleich dieser Unebenheit dienen zwei halbmondförmige Knorpelscheiben, der *innere* und der *äußere Meniskus,* deren Aufgabe darin besteht, Druck und Stoß beim Laufen, Springen oder beim Tragen schwerer Lasten zu dämpfen und abzufangen. Mit den Menisken verbunden sind das *vordere* und das *hintere Kreuzband,* die das Gelenk sichern, da in fast allen Stellungen Teile von ihnen gespannt sind und unter anderem Bewegungen des Kniegelenkes in gestreckter Stellung nach hinten verhindern. Die *Kniescheibe* ist fest eingebunden in die

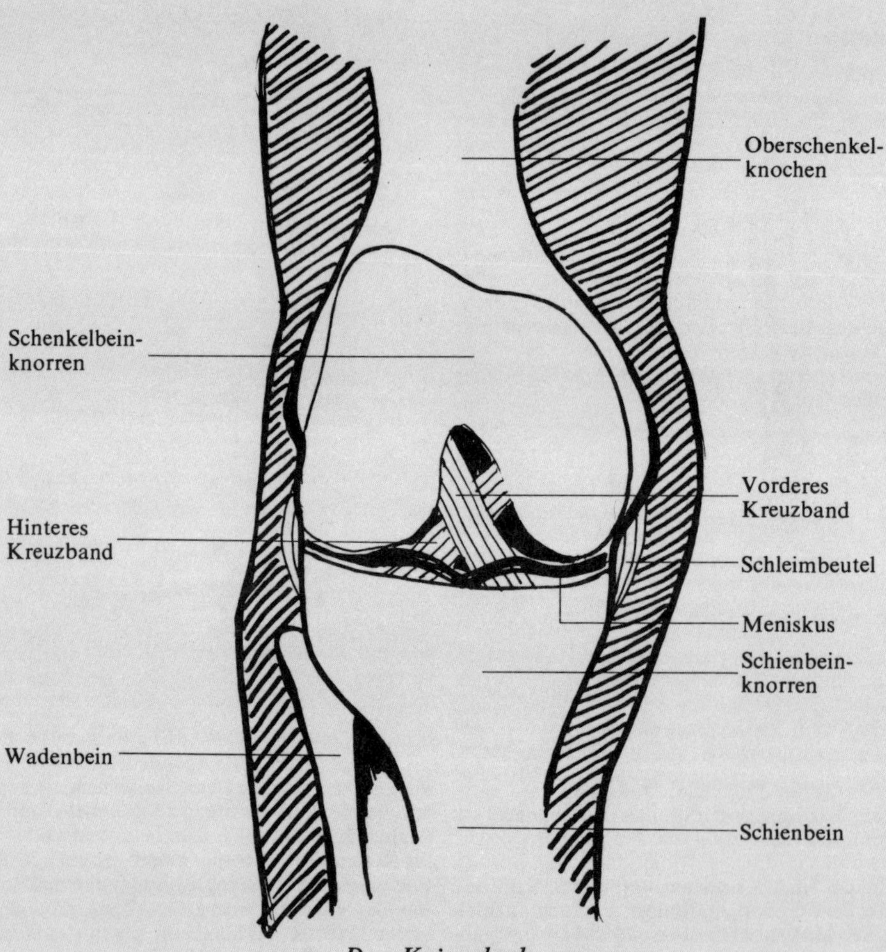

Das Kniegelenk

starke Sehne des *vierköpfigen Oberschenkelmuskels,* der für das Strecken des Kniegelenkes verantwortlich ist, und wirkt einem Abbeugen des Knies nach vorne entgegen. Zwei *Seitenbänder* stabilisieren das Kniegelenk innen und außen. Sie liegen im gestreckten Zustand wie zwei Schienen am Gelenk an und verhüten seitliche Ausbiegungen. Beim Abbeugen erschlaffen diese und lassen somit geringe Drehbewegungen zu. Mehrere kleine abgeschlossene Taschen, sogenannte *Schleimbeutel,* verhindern ein Abscheuern der Haut gegen die darunterliegenden knöchernen Teile.

Übungen:

Ss: Umfassen Sie mit den Händen Ihren rechten Oberschenkel, heben Sie diesen hoch und halten Sie ihn in dieser Stellung. Lassen Sie nun Ihren Unterschenkel leicht und ohne Kraftaufwand wenige Zentimenter vor- und zurückschwingen. Wiederholen Sie diese Übung in gleicher Weise auch mit dem linken Bein.

Ss: Diese Übung gleicht der vorangegangenen, nur führen Sie anstatt der Pendel- eine leichte Kreisbewegung mit dem Unterschenkel durch, die Sie von der Körpermitte aus beginnen und nach außen fortsetzen.
Eine andere Variante dieser Übung sieht folgendermaßen aus:

Ss: Heben Sie Ihren rechten Oberschenkel, schieben Sie einen Stab unter diesem durch. Legen Sie nun das eine Ende auf den linken Oberschenkel, während Sie das andere Ende mit der rechten Hand halten. Lassen Sie den Oberschenkel auf dem Stab ruhen – Knie zeigt nach außen – und den Unterschenkel wie in der ersten Übung pendeln bzw. von innen nach außen kreisen (**Abb. 35**). Haben Sie alles genauso gemacht, versuchen Sie die Übung ohne jegliche Hilfsmittel. Heben Sie den Oberschenkel aus eigener Kraft und lassen Sie den Unterschenkel frei und leicht pendeln, dann kreisen und Achterschleifen ziehen – von innen nach außen zur Seite. Beinwechsel.

Alle diese Übungen haben den Vorteil, daß sie nahezu ohne Belastung im Kniegelenk ausgeführt werden können (Belebung und Aktivierung der Bänder und der Gelenksschmiere). Sie können die Pendel- und Kreisübungen auch ausführen, indem Sie sich zum Beispiel auf einen Tisch setzen und die Unterschenkel baumeln oder kreisen lassen.

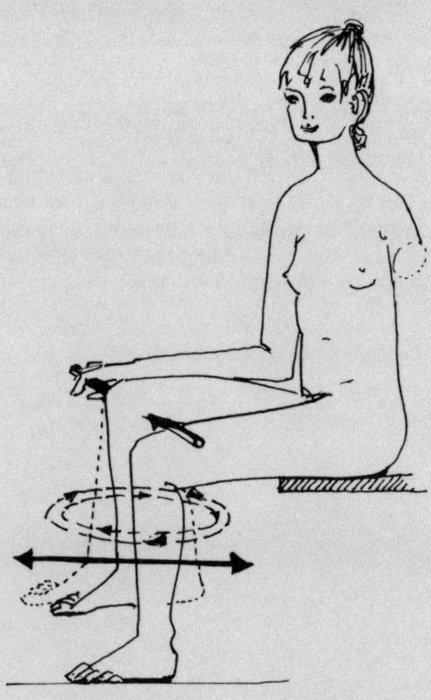

Abb. 35

S: Schwingen Sie leicht von den Füßen bis zum Kopf und als Einheit von einem Bein zum anderen – und verlagern Sie schließlich Ihr Körpergewicht auf das linke Bein *(intensiver Bodenkontakt!).* Heben Sie – ohne in der Körpermitte nachzugeben – den rechten Oberschenkel an und drehen Sie diesen ein wenig nach außen. Pendeln Sie aus dieser Stellung mit dem Unterschenkel vor und zurück, ziehen Sie Kreise und Achterschleifen (beginnen Sie in der Mitte, nach vor und nach rechts). Wechseln Sie das Standbein.

Eine andere praktische Anwendung dieses Kapitels finden Sie in der folgenden Übung:
Ss: Strecken Sie Ihre Beine nach vorne, setzen Sie Ihre Fersen auf den Boden und ziehen Sie die Vorfüße in Richtung Schienbein. Federn Sie nun aus dieser Stellung die Kniekehlen zu Boden, quasi gegen einen imaginären Wasserball.
Aus der gleichen Ausgangsstellung gibt es eine weitere Möglichkeit: Federn Sie mit den Knien leicht nach oben, so als ob Sie kleine Bälle jonglieren wollten.

Zum Abschluß dieser Übungsgruppe federn Sie nun aus der oben beschriebenen Stellung abwechselnd ein Knie nach oben, während Sie das andere nach unten bewegen (ein Knie beugen, das andere strecken).

Ss: Die Beine sind wieder nach vorne gestreckt, die Fersen auf den Boden gesetzt und die Vorfüße herangezogen zum Schienbein.

Beginnen Sie nun mit den Knien leicht zu kreisen, indem Sie sie in der Körpermitte leicht anheben, nach außen öffnen, strecken und wieder bis zur Mitte bringen.

Die oben beschriebenen Sesselsitz-Übungen können alle natürlich auch im **Stand** *durchgeführt werden.*

S: Einen Fuß so hinter den anderen stellen, daß das Knie des hinteren Beines die Kniekehle des vorderen berührt. *Halten Sie dabei Bodenkontakt!* Nun federn Sie mit dem hinteren Knie in die Kniekehle des vorderen Beines und lassen wieder los. Wechseln Sie die Beine!

Bei allen Übungen ist zu beachten, daß die Bewegungen möglichst gering sind – und immer lächeln!

Das Knie ist ein sehr beanspruchtes Gelenk, da es an fast allen großen Bewegungen des Körpers teilhat. In der aufrechten Haltung sollte man sich jedoch weder „knieweich“ noch mit durchgestreckten Knien bewegen (Hohlkreuzgefahr).

Oberschenkel & Hüftgelenk

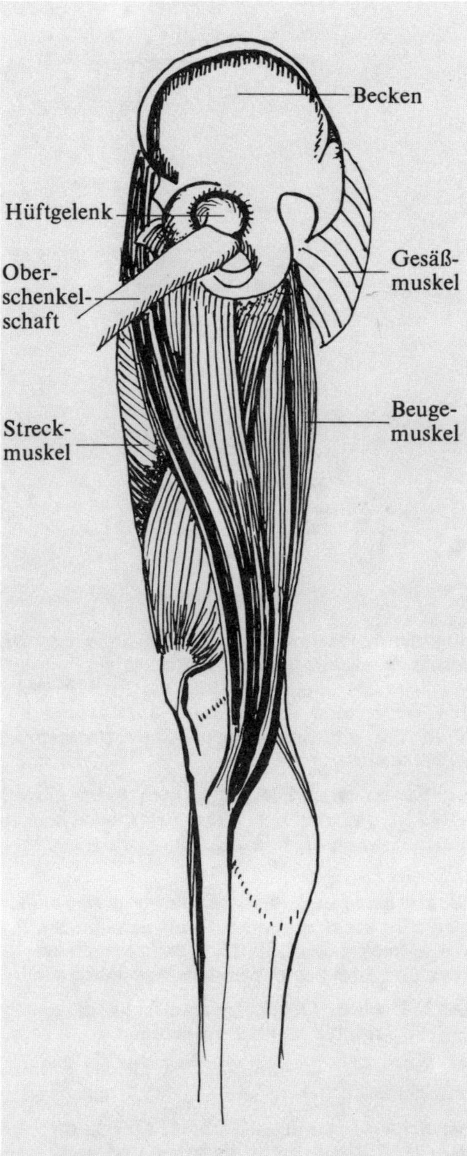

Oberschenkel und Hüftgelenk

Der Oberschenkel besteht aus dem stärksten Röhrenknochen des Körpers und aus einer Vielzahl von Muskeln. Er verläuft von der Hüfte zum Knie.

Das **Hüftgelenk** ist neben dem Kniegelenk das stärkste und festeste Gelenk unseres Bewegungsapparates. Es wird aus dem *Oberschenkelkopf* und einer *Gelenkspfanne* von entsprechender Größe, die sich im Becken befindet, gebildet. Starke *Bänder* sichern dieses Kugelgelenk ab. Bewegungen aus dem Hüftgelenk sind von großer Bedeutung, da sie die Bänder geschmeidig halten und die *Gelenksschmiere* produzieren.

Für Bewegungen aus dem **Oberschenkel** sind unter anderem die *Strecker,* die sich an der Vorderseite befinden, und die *Beuger,* die ihren Platz an der Rückseite haben, verantwortlich.

Speziell in unserer technisierten Umwelt laufen wir Gefahr, die Oberschenkel und das Hüftgelenk falsch und körperfremd einzusetzen oder gar zu vernachlässigen. Wenn die Muskeln beständig betätigt werden, baut man Fettpolster ab, strafft die Gewebe und stärkt die Muskulatur.

Bei allen folgenden Übungen weisen die Oberschenkel und Knie ein wenig nach außen und die Fersen zur Körpermitte!

Übungen:

Ss, S: Ein Bein aus dem Hüftgelenk mit der Kraft des Oberschenkels hochheben, Unterschenkel hängt locker herab. Mit dem Standbein festen Bodenkontakt halten (gleich einer Säule, die den Körper hält). Beginnen Sie nun, leicht hoch- und tiefzufedern (Unterschenkel hängt locker und ohne muskuläre Führung herab). Beinwechsel. – **Abb. 36**

Ss, S: Wie die Übung zuvor, nur Oberschenkel hochfedern und oben im Zickzack viermal nach außen und viermal zurück hoch- und tieffedern. Beinwechsel.

Ss, S: Stellen Sie sich vor, Ihre Füße wären am Boden angeklebt. Versuchen Sie, aus dieser Stellung zu gehen. Benützen Sie dabei ausschließlich die Kraft der Oberschenkel. Legen Sie bei dieser Übung die Hände auf die Schenkel und spüren Sie die Muskeltätigkeit. *Bodenkontakt nicht lösen!*

Ss: Linker Fuß hält Bodenkontakt, mit dem rechten Oberschenkel hochfedern, oben lassen

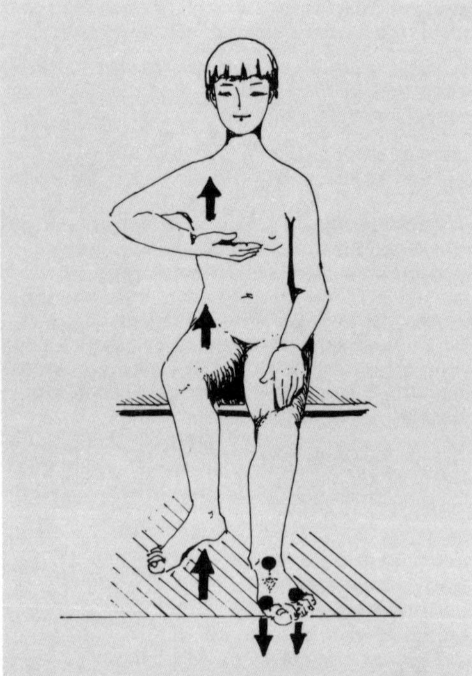

Abb. 36

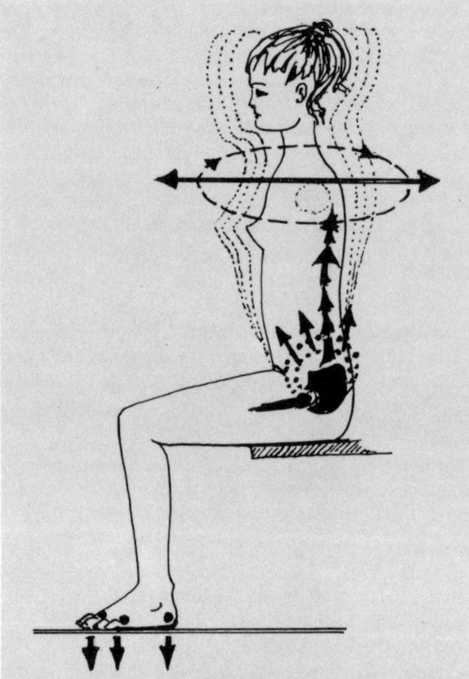

Abb. 37

und von der Mitte nach außen kreisen (immer kleiner werden). Vergessen Sie nicht, das Bein zu wechseln.

Kontrollieren Sie zwischendurch immer wieder Ihre Haltung und achten Sie bei den Übungen auf Kleinstbewegungen (langsames Ausführen!).

Ss, S: Bodenkontakt bewußt halten. Ziehen Sie die Wirbelsäule aus der Mitte heraus hoch, nehmen Sie die Schultern zurück und hinunter. Heben Sie den rechten Oberschenkel aus dem Hüftgelenk hoch und drehen Sie das Knie leicht nach außen. Zeichnen Sie mit dem Knie liegende Achterschleifen, die immer kleiner werden, in die Luft. Beginnen Sie in der Mitte nach oben und senken Sie das Knie nach außen ab. Beinwechsel.

Ss: Schieben Sie abwechselnd mit dem rechten und mit dem linken Knie eine imaginäre Schublade zu und beobachten Sie, wie das nach vor geführte Knie die gleiche Schulter mitnimmt und gegenseitig das andere Knie die Schulter leicht zurückzieht.

Ss: Fersen lang und geschlossen, Vorfüße zum Schienbein ziehen. Schlingen Sie ein doppelt genommenes Gummiband um die linke und die rechte Großzehe (siehe „Halux-valgus-Übung" auf Seite 35). Ziehen Sie nun die Vorfüße gegen den Widerstand des Gummis auseinander und lösen Sie die Spannung wieder. (*Oberkörper aufrecht halten.*)

Ss: Fersen lang. Die gestreckten Beine einzeln abheben und mit der Kraft der Oberschenkelmuskulatur aus dem Hüftgelenk nach außen kreisen.

Ss: Ein Bein vorstrecken (Ferse lang), das andere bleibt im rechten Winkel. Nun nehmen Sie das vorgestreckte Bein bis zum rechten Winkel zurück und strecken das andere vor. Wechseln.

Ss: Wie oben. Oberkörper aufrecht, die gegengleiche Schulter parallel mitnehmen.

Ss: Wie oben, diesmal aber die gleiche Schulter mitnehmen.

Ss: Schwingen mit aufrechtem Oberkörper aus dem Hüftgelenk leicht nach vor und wieder zurück. Das gleiche anschließend nach links und nach rechts, schließlich im Kreis. *Haltungskontrolle!* – **Abb. 37**

Wenn Sie glauben, daß Ihre Oberschenkel überanstrengt sind, so lockern Sie Ihre Muskeln, indem Sie aus dem Sesselsitz mit den Oberschenkeln aus dem Hüftgelenk hin- und herschwingen (Gelenksschmiere). *Halten Sie aber den Oberkörper ruhig und behalten Sie den Bodenkontakt bei.* Beobachten Sie, wie ein Knie am anderen vorbeischiebt. Wollen Sie daraus eine Übung machen, so schwingen Sie langsam nur mehr einen Zentimeter nach links und anschließend nach rechts. Erfühlen Sie dabei die Bauchmuskulatur. *Bodenkontakt!* Lächeln!

Ss: Fersen lang (siehe Seite 43). Heben Sie aus dieser Haltung das gestreckte rechte Bein aus dem Hüftgelenk hoch und federn Sie dieses in der Luft nieder und wieder hoch. Nehmen Sie zur Intensivierung den jeweiligen Oberarm dazu, der parallel zum Oberschenkel mitfedert.

Ss: Fersen lang und geschlossen. Die herangezogenen Vorfüße zuerst einzeln und anschließend beide nach außen drehen und wieder lösen.

Ss: Oberkörper gerade, Fersen lang und geschlossen, Vorfüße zum Schienbein ziehen. Beide Beine aus dem Hüftgelenk nach außen drehen. Übung langsam ausführen. (*Behutsame Ausführung bei Hüftbeschwerden!*)

Ss: Heben Sie den rechten Oberschenkel. Führen Sie das rechte Knie zum linken und wieder nach außen. Wenn das Knie innen ist, geht die Ferse desselben Fußes nach außen. Ist jedoch die Ferse innen, so geht das Knie nach außen. Beinwechsel.

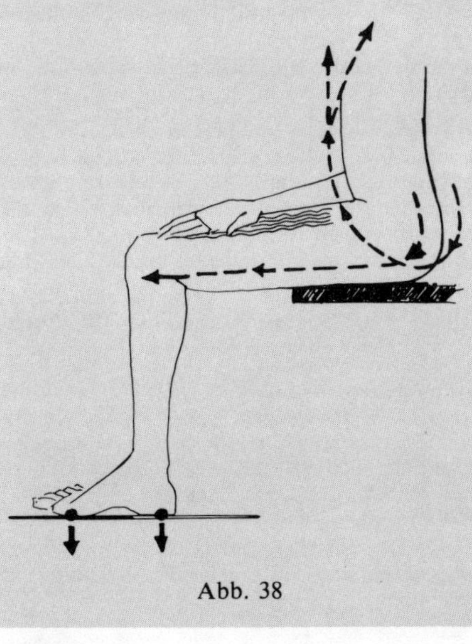

Abb. 38

Ss: Gesäßmuskel zu den Kniekehlen ziehen. Bauch geht körpereinwärts – und die Spannung wieder lösen: Bauch wölbt sich wieder vor. Den Körper dabei gerade halten und den Nacken langziehen. *Keinen Rundrücken machen!* – **Abb. 38**

Die nächsten beiden Übungen dienen dem Erlernen des **richtigen Aufstehens** aus dem Sitzen:

Ss: Schrittstellung siehe Grundhaltung
Das Gewicht auf den vorderen Fuß verlagern, Bodenkontakt verstärken und versuchen, zirka fünf Zentimeter aufzustehen (nicht nach vorne, sondern gerade nach oben ziehend; *keinen Rundrücken machen!).* Gleichgewicht beachten.

Ss: Wie oben. Ist das Gleichgewicht gefunden, langsam aus dem Oberschenkel mit intensivem Bodenkontakt des vorderen Fußes aufstehen (Gesäß in Richtung Kniekehlen). Als Hilfestellung schieben Sie das hintere Bein ein wenig unter den Sessel.

Abb. 39: Richtiges Aufstehen & Niedersetzen

Das **richtige Niedersetzen** kann ebenso als leicht trainierbare „Dauerübung" gelten. In der Schrittstellung stehend, ertasten Sie mit einer Kniekehle den Sesselrand. Sie vergewissern sich, daß Sie sich in der Sesselmitte befinden. Das hintere Bein leicht unter den Sessel, die Knie jedoch nach vorne schieben, das Gesäß gedanklich muskulär zu den Kniekehlen ziehen, und mit der Kraft des Oberschenkels – ohne das Gesäß nach rückwärts zu bringen – setzen Sie sich nieder. Der Wechsel zwischen Aufstehen und Niedersetzen ist eine anstrengende Übung und für schon etwas Geübtere gedacht.

Ss: Beide Beine im rechten Winkel hochheben und wieder niederstellen (rechter Winkel im Hüftgelenk bleibt bestehen). Körpereinheit beachten. Wenn man bei dieser Übung aufstehen kann, ist sie richtig ausgeführt.

Ss: Aufstehen in Schrittstellung. Beim Niedersetzen ca. fünf Zentimeter oberhalb der Sitzfläche hoch- und tieffedern. (Verwenden Sie zum Niedersetzen verschieden hohe Sitzflächen.)

S: Am Platz gehen. Der Oberschenkel hebt den Unterschenkel, bis ein rechter Winkel entsteht. Setzen Sie den Fuß mit leicht nach innen gedrehter Ferse auf.

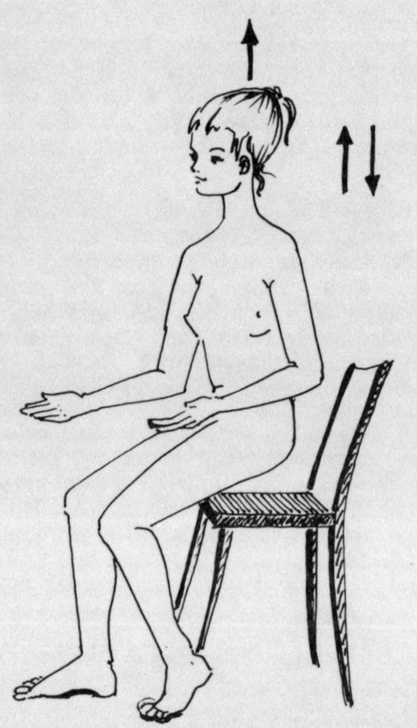

Abb. 39

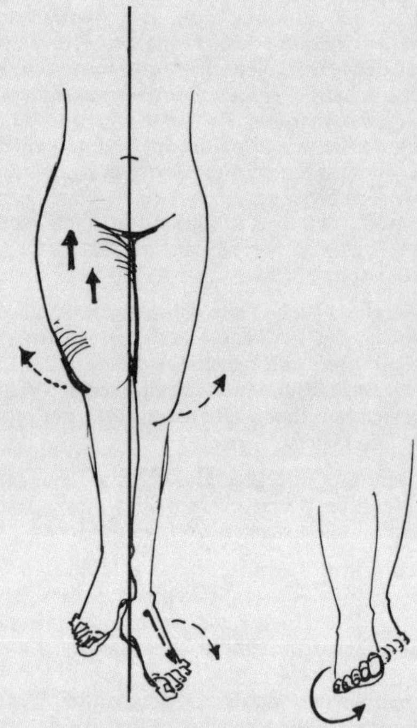

Abb. 40a

S: Wie vorhin, diesmal aber vier Schritte nach vor- und wieder vier Schritte zurückgehen. Beobachten Sie, wie sich beim Rückwärtsgehen der Körper ganz von selbst gerade hält.

S: Wie vorhin. Denken Sie sich die Körpermittellinie am Boden verlängert, Oberschenkel aus dem Hüftgelenk gehoben, und setzen Sie die Fersen abwechselnd auf dieser Linie auf; Knie und Fußspitzen weisen dabei leicht nach außen (**Abb. 40a**). Es scheint ein Ast mit Blättern zu entstehen (**Abb. 40b**). Von der Ferse über Außenrand, Klein- und Großzehengrundgelenk bis zur großen Zehe abrollen.

S: Beide Knie vor die Linien der Zehen schieben (wie bei einer angedeuteten Kniebeuge), Oberkörper bleibt aufrecht, die Fersen am Boden lassen. Nun den Körper muskulär langsam nach oben ziehen (Knie strecken sich).

Ss, S: Handflächen auf die Oberschenkel legen, die Finger zeigen dabei nach vorne. Abwechselnd den rechten und den linken Oberschenkel hochheben, so daß die Handflächen über die Knie rutschen.

S: Bodenkontakt. Im Fersenschluß die Oberschenkel von vorne nach hinten außen über die Bodenkontaktpunkte (Großzehengrundgelenk, Kleinzehengrundgelenk, Außenrand, Ferse) nach rückwärts zur Körpermitte drehen (**Abb. 41**).
Diese Übung heißt **Säulendrehen.** Säulendrehen kann ausgelöst werden: vom Fuß (Bodenkontaktpunkte), vom Knie, vom Oberschenkel und von der Hüfte.
Für das Säulendrehen, das von den *Oberschenkeln* ausgelöst wird, gibt es zwei Möglichkeiten: entweder die Innenseiten der Oberschenkel über vorne nach außen zu drehen oder die Außenseiten der Oberschenkel muskulär über hinten zwischen den Beinen durch nach vorne in Richtung Knie zu ziehen.
Das von den *Hüften* ausgehende Säulendrehen ist so zu verstehen, daß die Gesäßmuskulatur von außen über hinten nach innen hinunter in Richtung Kniekehlen gezogen wird.

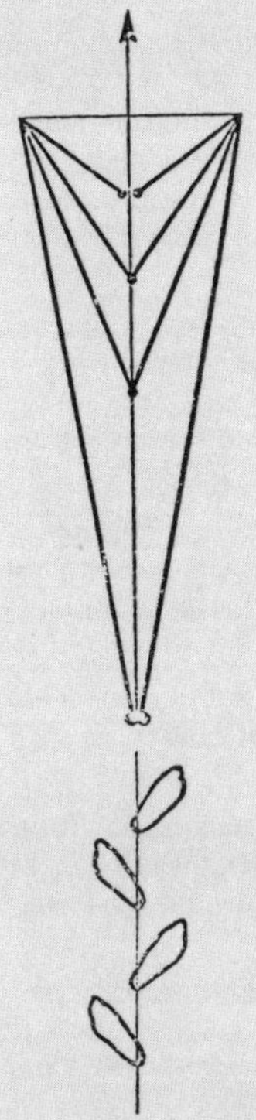

Abb. 40b

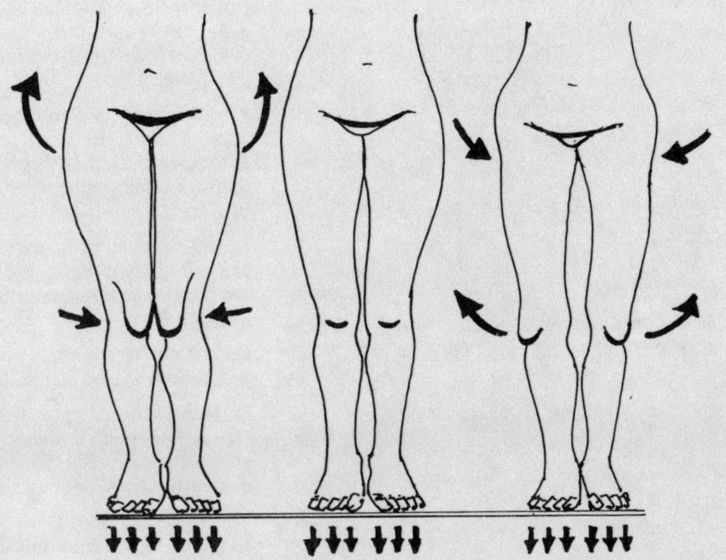

Abb. 41

Die oben beschriebenen *Bodenkontaktpunkte* sind immer mitbeteiligt, egal, von welchem Körperteil diese Bewegung ausgelöst wird.
Diese Übung kann in jeder Lage ausgeführt werden und hilft, dem Oberschenkel eine schöne Form zu verleihen. *Knie nicht durchstrecken!*

S: Abwechselnd das rechte und das linke Bein auf eine Stufe stellen und den Körper gerade hochziehen (z. B. Stiegensteigen).
Variante: Stiegensteigen mit Überschreiten (d. h. Ferse des gehobenen Beines über die Körpermitte zur anderen Seite hinüberziehen und aufsetzen). Körper gerade hochziehen und Gesäß nicht hinausdrücken.

Eine andere Übung heißt **Storchenschritt** und sieht folgendermaßen aus:
S: Oberschenkel anheben und Ferse des einen Beines auf das Knie des anderen legen. Das Bein mit der jeweiligen Hand nach außen drücken.

Bs: Beine sind gestreckt, und die Vorfüße werden fest herangezogen. Drücken Sie die Wadenmuskulatur fest auf die Unterlage und beginnen Sie, aus dieser Stellung mit den Fersen abwechselnd auf den Boden zu klopfen.

Bs: Beine strecken und Vorfüße wieder fest heranziehen, wobei sie leicht nach außen zeigen. Legen Sie zuerst das rechte Bein in einem halbkreisförmigen Bogen nach außen und wieder zurück. Dasselbe mit dem linken Bein und schließlich mit beiden Beinen gleichzeitig. *Haltungskontrolle!*

Bs: Säulendrehen (gerader Rücken, Vorfüße nach außen und herangezogen). Knie und Oberschenkel vorne hoch und nach außen hinunter drehen.

Bs: Stellung wie oben. Vorfüße herangezogen. Abwechselnd die rechte und die linke Ferse nach vor schieben.

Bs: Knie anwinkeln, Füße abheben und die Knie mit den Händen umfassen. Nun leicht – *aber mit gerader Wirbelsäule* – über die Sitzknorren vor- und rückschwingen.

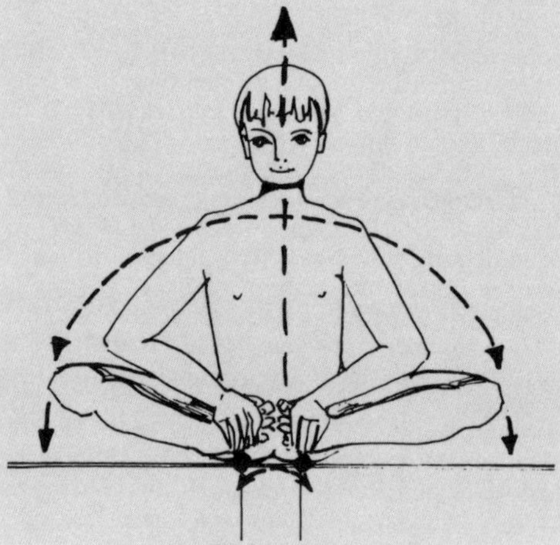

Abb. 42

Bs: Beine anwinkeln und die Knie auseinanderfallen lassen, so daß sich die Fußsohlen berühren. Umfassen Sie nun die Füße und beginnen Sie, über die Sitzknorren einmal zum rechten und einmal zum linken Knie zu schwingen (Speckschaukel). *Keinen Rundrücken machen.* – **Abb. 42**

Die folgenden Übungen sind kreislaufanregende **Streckübungen:**

L: Ziehen Sie abwechselnd den rechten und den linken Vorfuß in Richtung Schienbein heran (Venenpumpe).

L: Schieben Sie die rechte und die linke Ferse zuerst einzeln und schließlich gleichzeitig gegen eine gedachte Wand und lösen Sie die Spannung wieder. Vorfüße sind in Richtung Schienbein gezogen (**Abb. 43**).

L: „Winken" Sie mit den Vorfüßen, indem sie diese hinauf (in Richtung Schienbein) und in Richtung Boden bewegen. Erst mit dem linken, dann mit dem rechten Vorfuß und schließlich mit beiden.

L: Säulendrehen (Vorfüße bleiben herangezogen). Beginnen Sie mit den Vorfüßen, dann setzen Sie mit den Knien und der Oberschenkelmuskulatur fort.

L: Mit der rechten bzw. linken Kniekehle zu Boden federn – und schließlich mit beiden.

L: Heben Sie das gestreckte rechte Bein mit der Oberschenkelmuskulatur ein Stück vom Boden ab und senken Sie diesen wieder. Wechseln Sie das Bein. Die Vorfüße sind heran- und die Fersen langgezogen.

L: Beine anwinkeln und die geschlossenen Oberschenkel langsam im Wechsel nach links und nach rechts schwingen lassen. *Bodenkontakt halten!*

Wenn Sie alle diese Übungen ganz langsam durchgeführt haben, werden Sie sicher eine intensive Muskeltätigkeit gespürt haben.

Üben Sie mehrmals täglich! Damit tun Sie den Beinen – den Säulen des Körpers – sehr viel Gutes.

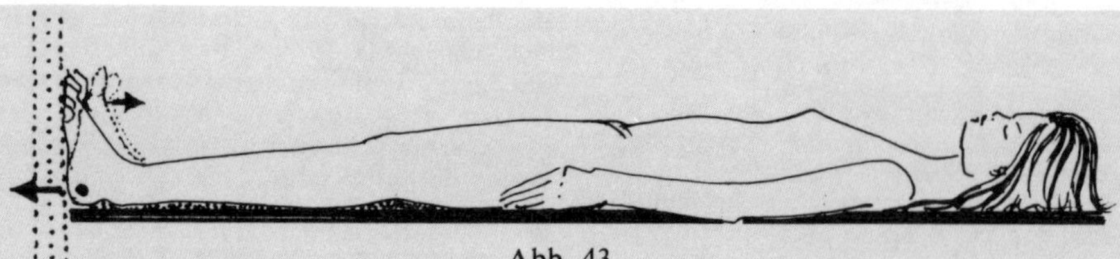
Abb. 43

Das Becken

Dem Becken kommt große Bedeutung zu, da hier so wichtige Organe wie der Darm oder die Geschlechtsorgane eingelagert sind. Sich entwickelnde Babys finden im Becken ebenfalls Schutz. Das Becken verdankt den Namen seinem charakteristischen Aussehen. Es trägt außerdem die auf das *Kreuzbein* aufgesetzte *Wirbelsäule* und stützt sich seinerseits in den *Hüftgelenken* auf die *Gelenksköpfe* der *Oberschenkel.* Man unterscheidet ein **großes Becken,** das sich zwischen den *Darmbeinschaufeln* befindet, und ein **kleines Becken,** das hinten vom *Steiß-* und *Kreuzbein* und vorne vom *Scham-* und *Sitzbein* begrenzt wird. Nach unten wird das Becken durch die *Beckenbodenmuskulatur,* in der die Öffnungen für den Enddarm, die Harnröhre und bei den Frauen die Scheide liegen, abgeschlossen. Von der Lage des Beckens hängt die Haltung der *Wirbelsäule* und des *Bauches* ab. Wird das Becken nach vorne gekippt, so entsteht ein **Hohlkreuz,** der Bauch wölbt sich vor, und die innenliegenden Organe werden schräg nach unten gedrückt. Das gleiche gilt für Verkantungen seitwärts (Stehen auf einem Bein). Hier steht das Becken ebenfalls schief, und die Wirbelsäule wird entweder nach rechts oder nach links aus ihrer natürlichen Lage gedrückt. (Diese Verschiebung schädigt unter anderem die *Bandscheiben* und geht hinauf bis zum Kopf.) Es ist daher anzustreben, das Becken waagrecht zu halten (vgl. Schale: kippt man sie, so rinnt der Inhalt aus; ist sie waagrecht, so befindet sich alles im Gleichgewicht).

Ein besonderer Stellenwert ist dem **Lenden-Darmbein-Muskel** beizumessen. Er polstert die Innenseite der *Darmbeinschaufel* aus und bietet somit den Eingeweiden eine weiche Unterlage. Er ist beim Gehen, Laufen und Springen der am meisten beanspruchte Muskel, da er vom 12.

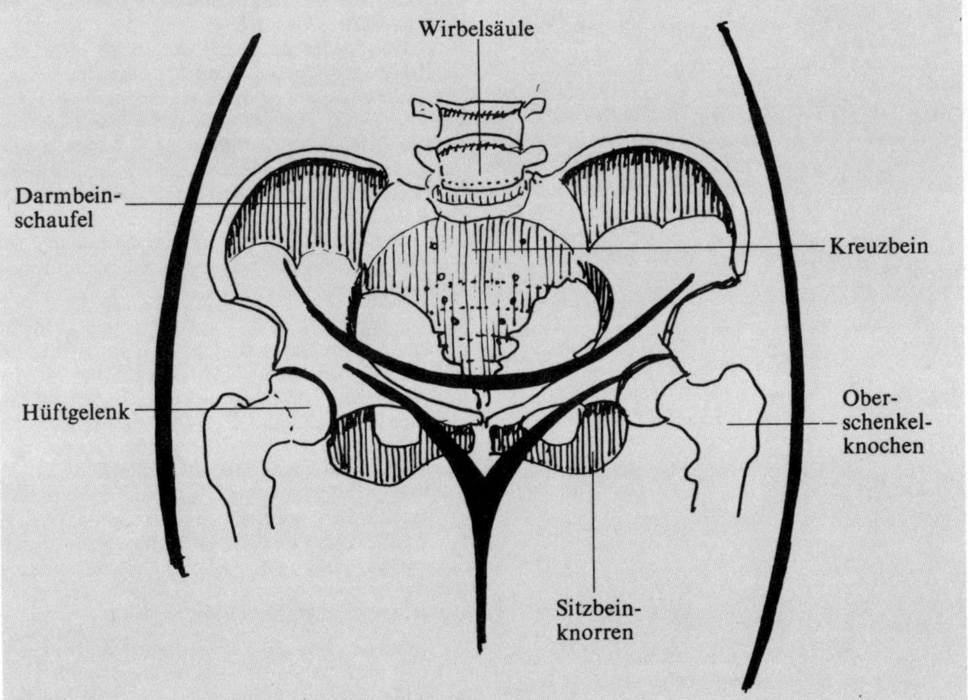

Das Becken

Brustwirbel über die Darmbeinschaufel bis zur Oberschenkelinnenseite verläuft. Der Illiopsoas, wie er in der Fachsprache heißt, beugt den Oberschenkel zum Körper bzw. den Körper zum Oberschenkel und rollt den Oberschenkel. Fällt dieser Muskel aus (durch Verletzung des ihn versorgenden Nervs), so wird es sehr schwer sein, das Bein zu heben.

Im folgenden Übungsteil wird speziell auf die **Beckenbodenmuskulatur** eingegangen. Sie ist unserem Willen unterworfen und vermag alle Köröffnungen nach unten zu schließen. Bei falschem Sitzen drückt das gesamte Körpergewicht auf den Beckenboden, und es kann unter anderem zu Senkungen kommen (z. B. der Gebärmutter und der Harnblase).

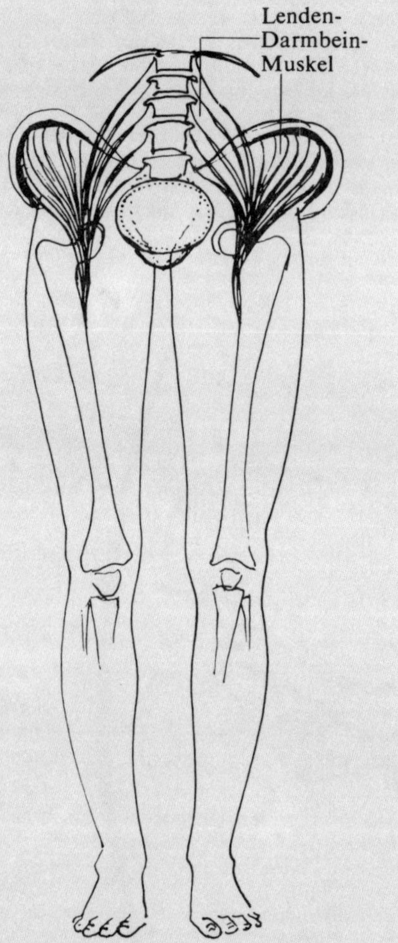

Der Lenden-Darmbein-Muskel (Illiopsoas)

Übungen:

Ss: Bodenkontakt. Legen Sie eine Hand im Schambereich auf den Unterbauch, die andere auf den Magen. Richten Sie sich ganz gerade auf und setzen Sie sich bewußt auf die Sitzknorrenspitzen. Rollen Sie nun die Sitzknorren nach vor und spüren Sie, wie das Becken nach hinten kippt und der Körper zusammensinkt.

Ss: Wie oben, Beine jedoch grätschen. Rollen Sie die Sitzknorren nach hinten. Wenn der Oberkörper aufrecht bleibt, haben Sie ein starkes Hohlkreuz. Beugen Sie sich vor und legen Sie die Unterarme auf die Oberschenkel. Spüren Sie, wie Sie jetzt mit den Leibesöffnungen am Sessel sitzen und Bauch und Brustkorb schlaff zu Boden ziehen.

S: Legen Sie die Hände seitlich leicht auf Oberschenkel und Gesäß (Haltungskontrolle!). *Knie nicht durchstrecken!* Saugen Sie den Fußaußenrand langsam fest in den Boden, ohne dabei das Großzehengrundgelenk und die Fersen abzuheben. Zehen bleiben gelöst. Konzentrieren Sie sich zuerst auf die Fußwölbung (geht nach oben!), dann auf die Knie (wandern nach außen!), und spüren Sie mit den Händen den Muskelzug im Oberschenkel. Beobachten Sie auch ganz genau die Aufwärtsbewegung der Beckenbodenmuskulatur. Der Ringschließmuskel des Afters und des Harnweges (Harnverhalten!) sollte sich in den Körper ziehen.

S: Bodenkontakt. Gelöst, aber dennoch aufrecht stehen. Ziehen Sie nun den Ringschließmuskel des Afters zusammen und in den Körper hinein. Konzentrieren Sie sich ganz bewußt auf jede Bewegung. Nach einigem Üben sollten Sie merken, daß sich der Druck des Fußaußenrandes in den Boden beim Zusammenziehen verstärkt, die Fußgewölbe nach oben gehen, Knie und Oberschenkel nach außen wandern und der aufwärtsstrebende Muskelzug im Körper spürbar wird (durch Zusammenziehen des Afters). Diese Übung kommt speziell von *Hämorrhoiden* geplagten Menschen zugute (Durchblutung!).

Die folgende Übung dient besonders den Frauen; sie kann auch gegen *Gebärmuttersenkung* helfen:
Ss, S: Analog zur Afterschließmuskelübung ziehen Sie die Scheidenmuskulatur zusammen und körpereinwärts.

Ss, S: Stellen Sie sich vor, Sie hätten starken Harndrang und keine Möglichkeit, diesen zu befriedigen. Betätigen Sie die Muskulatur wie beim Harnverhalten (Harnschließmuskel nach innen aufwärts ziehen). Diese Übung ist sehr gut gegen *Blasensenkung.* Oft üben!

Es ist auch möglich, die letzten drei Übungen zu koordinieren und alle Körperöffnungen des Beckenbodens zu schließen. Als Variante können Sie diese Übungen auch mit der Atmung koppeln. Beim Einatmen stellt sich eine Muskelentspannung in diesem Bereich ein. Beim Ausatmen schließen Sie die Leibesöffnungen zuerst einzeln und dann gemeinsam (Leibesöffnungen nach vorne hoch und nicht nach hinten denken!).

Eine andere wichtige Erkenntnis von Prof. Anne Seidel ist es auch, durch eine intakte Beckenbodenmuskulatur *Gefühlsregungen* in den Griff zu bekommen. Man kann zum Beispiel durch Zusammenziehen dieser Muskulatur das Weinen unterdrücken (Leiste, nicht der Bauch geht nach vor). Die Beckenbodenmuskulatur ist eine sehr komplexe Muskelgewebeeinheit und nimmt wichtige, den Körper nach unten verlassende Organenden (z. B. Darm, Harnleiter) gemeinsam auf. Die Übungen sind als „Dauertherapie" gut ins Alltagsleben einzubeziehen. Die Muskeln sind trainierbar. Richtiges Muskeltraining ist Vorbeugung und Formbildung. Leibesöffnungen zeigen nach vorne!

Ss, S, L: Bodenkontakt. Legen Sie die Hände seitlich auf den spürbaren Teil der Beckenschaufel (Daumen zeigen nach hinten). Verschieben Sie das Becken nach rechts bzw. nach links bis über den letzten Brustwirbel (Handgabel hilft nach).

Ss, S: Haltungskontrolle wie oben. Kippen Sie das Becken mit dem Daumen nach vorne und mit den übrigen Fingern nach hinten (**Beckenschaukel**). Vor und zurück. – **Abb. 44**

Ss, S: Beide Übungen ohne Hilfe der Hände. Bodenkontakt, gerader Oberkörper.

Ss, S: Becken abwechselnd nach rechts und nach links hinten drehen. Der Oberkörper bleibt bei all diesen Übungen ruhig.

S: Verlagern Sie das Gewicht seitwärts bis zum leichten Abheben des jeweiligen Beines.

Ss, S: Halten Sie Bodenkontakt, und ziehen Sie abwechselnd die rechte und die linke Darmbeinschaufel seitlich hoch.

S (eventuell **Ss**): Becken nach hinten hinunter- und nach vorne hochziehen, so daß eine Kreisbewegung entsteht. Gehen Sie als Hilfestellung im Stand leicht in die Knie.

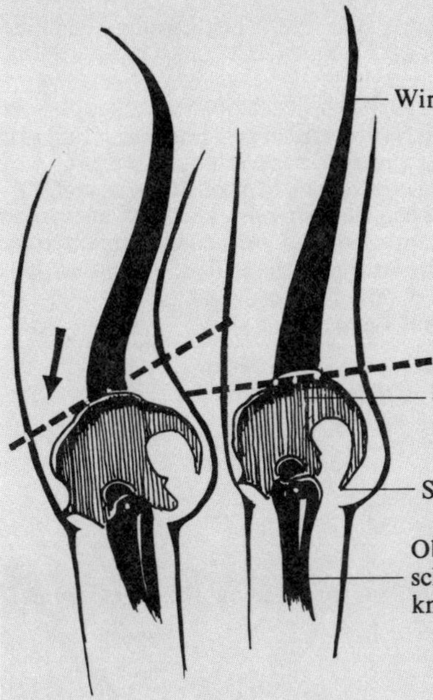

Abb. 44

Ss: Beugt man im Sitzen in schlechter Haltung den Oberbauch vor, so ist das Becken vorgekippt, und der Körper unterliegt einer Querspannung (Sitz auf den Leibesöffnungen). Ist hingegen der Unterbauch vorne bzw. hochgezogen und der Oberkörper gerade gehalten, so ergibt sich eine richtige Beckenführung (Längsspannung – Sitzen auf den Sitzknorren).

Ss, S: Im Wechsel Unterbauch vor- und hoch-, Oberbauch zurück in Richtung Lendenwirbelsäule ziehen.

Ss, S: Beckenkreisen im Sinne des Darmkreislaufes. Rechts hinauf (aufsteigender Dickdarm), nach links hinüber (querverlaufender Dickdarm) und links hinunter (absteigender Dickdarm). *Nur von rechts nach links – nicht umgekehrt!*

Diese Übung und die vorhergehende regen die *Peristaltik* an.

Ss: Diese Übung ist analog zur „Schubladenübung" (siehe Seite 50), nur wird sie diesmal durch die Sitzknorren ausgelöst. Abwechselnd schiebt der rechte bzw. der linke Sitzknorren den Oberschenkel vor. Becken geht mit.

Die Körpermitte (Bauchmuskulatur)

Der Raum, der sich oberhalb des Beckens bis zur unteren Brustkorböffnung einerseits und zur Lendenwirbelsäule andererseits erstreckt, wird von einem elastischen Muskelgürtel ausgefüllt. Die Muskeln, die hier sehr kompakt angeordnet und im vorderen und seitlichen Bereich sogar auch kreuzweise angelegt sind, bieten starken Widerstand. Das Muskelgebilde setzt sich zusammen aus dem:

- *äußeren schrägen Bauchmuskel*
- *inneren schrägen Bauchmuskel*
- *queren Bauchmuskel*
- *geraden Bauchmuskel*
- *Pyramidenmuskel*
- *viereckigen Lendenmuskel*

Sie haben eine nicht so große funktionelle Bedeutung wie Muskelgruppen, die beim Gehen oder Laufen aktiv sind, tragen aber zu einer naturgesetzlich richtigen Körperhaltung bei, gewährleisten das Funktionieren der inneren Organe und der Atmung und haben wichtige Stützfunktionen. Die Bauchmuskeln leiten das Rumpfbeugen nach vorne und nach hinten aus dem aufrechten Stand ein.

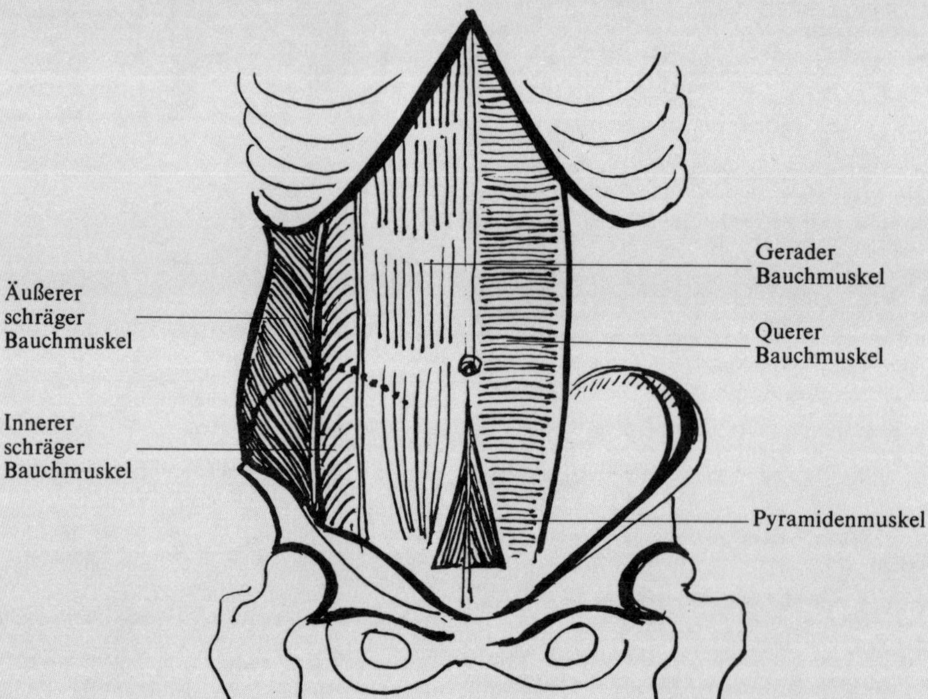

Die Bauchmuskulatur

Der *äußere* und *innere schräge Bauchmuskel* der jeweiligen Seite und der *viereckige Lendenmuskel* ermöglichen Neigungen des Oberkörpers zur Seite. Sie sind auch bei Drehbewegungen des Rumpfes in Aktion.
Der Bauchraum, auch oft als Goldene Mitte bezeichnet, ist eine wichtige Zentrale des Organismus. Hier liegt tief im Inneren ein kleines „Werk", in dem die Nahrung verarbeitet und in Energie umgewandelt wird.
Diese schwierigen vegetativen Mechanismen sind weitgehend unserem Willen entzogen und können nur durch eine intakte Bauchmuskulatur, die wir durch Üben immer wieder stärken sollten, funktionsfähig erhalten werden.

Übungen:

Ss: Bodenkontakt. Legen Sie Ihre Handballen auf den Beckenrand. Drücken Sie nun den Beckenrand hinunter, nehmen Sie die Schultern zurück und ziehen Sie die Körpermitte lang und schmal aus dem Becken heraus. Erziehen Sie Ihre Muskeln zum freien Sitzen bzw. Stehen, ohne sich aufzustützen oder anzulehnen.

Ss: Gleiche Ausgangsstellung wie oben. Nehmen Sie nach dem Herausziehen aus der Mitte die Hände vom Beckenrand weg und schwingen Sie mit frei gehaltener Mitte und gerader Wirbelsäule leicht vor und wieder zurück in die Senkrechte (beim Schwingen nicht in der Mitte nachgeben und absinken!). Lassen Sie die Schwingung immer kleiner werden, bis sie nur mehr innerkörperlich ist.

Ss, S: Legen Sie beide Handrücken auf die Lendenwirbelsäule (das sogenannte „Kreuz"). Drükken Sie nun die Lendenwirbelsäule gegen die Hände und die Fersen fest in den Boden, ohne dabei einen Rundrücken zu machen, und spüren Sie dabei, wie sich der Bauch körpereinwärts bewegt.

Ss, S: Wie oben, nur ohne Hände.

Ss, S: Ziehen Sie den Unterbauch mit Hilfe des geraden Bauchmuskels hoch bis zum Brustbein. *Hilfestellung:* Stellen Sie sich vor, Sie hätten eine Hose an, die ein wenig zu eng ist, und versuchen, den Zippverschluß bis zum Brustbein zu schließen (Muskelzug nach oben!). Diese Stellung wird in weiterer Folge mit **kurzziehen** bezeichnet. – **Abb. 45**
Wichtig ist, daß Sie das körperliche Muskelspiel nun mehr und mehr als eine Einheit betrachten und alle Körperteile unterhalb des beübten Teiles nicht vergessen, sondern aktiv miteinbeziehen.

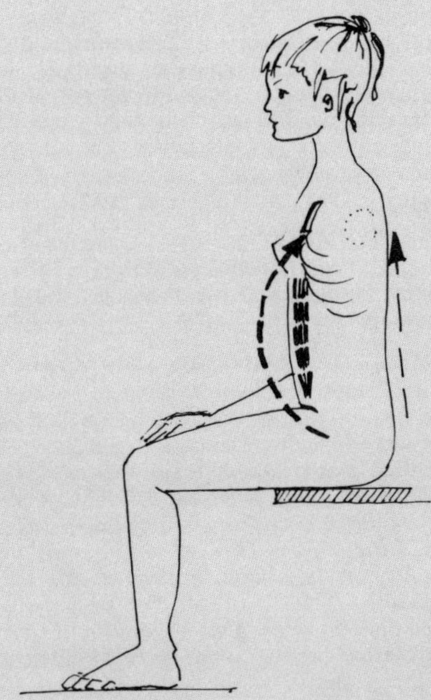

Abb. 45

Dies gilt speziell für die Mitte. Denn vernachlässigt man das „Kurzziehen" bei *allen* nachfolgenden Übungen, so wird der aufstrebende Muskelzug hier unterbrochen und kann das Gesicht nicht erreichen: Die Übungen verfehlen ihre Wirkung.

Ss: Bodenkontakt halten. Ziehen Sie die Taille zusammen, als würden Sie einen breiten Gürtel anlegen. Die Kraft dafür kommt aus den Bauchmuskeln, die über die große Kraftzentrale herausgefordert werden. Spannung wieder lösen. Durch eine rhythmische Muskelkontraktion kommt es unter anderem auch zu einer *Belebung des Blutkreislaufes.* Die Bauchmuskeln sind unser körpereigenes Korsett, das wir erziehen müssen.

Ss, S, L: Säulendrehen (siehe Seite 52). Beim Hinausdrehen der Oberschenkel gleichzeitig die Mitte kurz- und hochziehen und schließlich wieder lösen. *Bodenkontakt halten!*

Ss: Oberkörper aus der Mitte herausziehen. *Halten Sie dabei immer Bodenkontakt!* Sie heben nun die Oberarme ca. 45 Grad seitlich vom Körper hoch, bringen die Unterarme in die Waagrechte, drehen die Handinnenflächen nach oben und stellen sich vor, Sie halten mit den Händen ein großes Tablett. Drehen Sie sich nun aus dieser Stellung einmal nach rechts und einmal nach links, als böten Sie jemandem, der seitlich von Ihnen steht oder sitzt, etwas von dem Tablett an. (Sie spüren dabei die schrägen Bauchmuskeln – aber nur, wenn Sie eine „königlich" aufrechte Haltung besitzen!)

Ss: Legen Sie beide Hände übereinander auf den Unterbauch (kurzziehen! Bodenkontakt halten!). Schwingen Sie nun gegen den Druck der Hände vor und zurück.

Ss: Wie oben, nur ohne Hände. Dabei lernen, die Mitte von selbst zu halten, da dies besonders wichtig für das Alltagsleben ist. Schließlich beugen wir uns oft nach vorne (z. B. beim Essen, am Schreibtisch usw.). Machen Sie doch selber die Probe aufs Exempel! Legen Sie wieder einmal eine Hand auf den Unterbauch, die andere auf den Magen. Beugen Sie sich nun „ismakogen" vor (gerade Wirbelsäule bildet mit Kopf eine Linie, kurzziehen!) – Hände am Körper lassen – und verfallen Sie nun in die alte, ungesunde Haltung. Spüren Sie jetzt selbst unter Ihren Händen den Unterschied: Bauch wölbt sich vor, Brustkorb sinkt ab.

Ss: Lassen Sie die Arme neben dem Sessel hängen und strecken Sie die Finger nach vorne, so daß die Handflächen zu Boden zeigen. Heben Sie die Vorfüße und drücken Sie gleichzeitig die Handballen und die Fersen in Richtung Boden. Der Oberkörper sollte sich dabei aus der Mitte senkrecht nach oben herausziehen.

Ss: Ober- und Unterarme bilden einen rechten Winkel und sind ein wenig vom Körper entfernt. Die Handflächen zeigen nach innen zueinander und die Finger nach vorne. Schwingen Sie zuerst langsam aus der Mitte vor und zurück. Lassen Sie die Pendelbewegung nun größer werden und heben Sie schließlich die Beine vom Boden ab (rechter Winkel in der Hüfte sowie zwischen Hals und Kinn bleibt bestehen, die Wirbelsäule ist gerade). Verweilen Sie ein paar Augenblicke in der abgehobenen Stellung. Senken Sie die Beine wieder und wiederholen Sie den Vorgang mehrmals. Variante: Gehen Sie mit den Beinen in Schrittstellung und wechseln Sie diese beim Schwingen in der Luft.
Nicht am Sessel anlehnen!

S: Stellen Sie sich mit dem Rücken an eine Wand. Legen Sie die Hände auf den Bauch und drücken Sie das Hohlkreuz gegen die Wand. Spüren Sie die Muskeltätigkeit im Bauch (**Abb. 46**).

Ss, S: Ziehen Sie den Nabel gedanklich in Richtung Wirbelsäule.

Ss: Ellbogen bis in Schulterhöhe heben und Hände von oben auf die Schultern legen. Ellbogen zeigen seitlich nach außen. Schwingen Sie mit den Knien nach rechts bzw. links und mit den Ellbo-

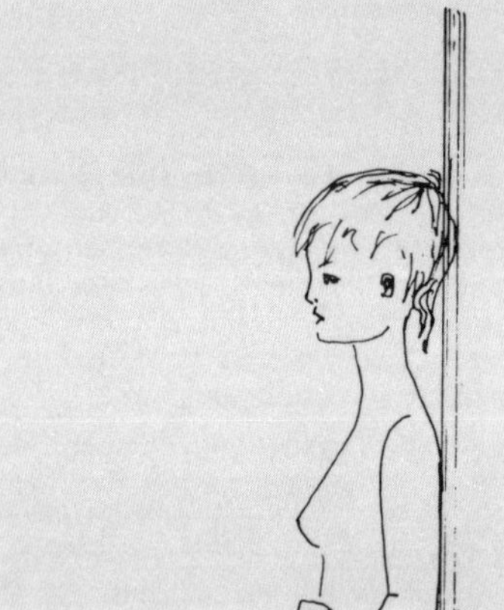

Abb. 46

gen entgegengesetzt (Diagonalzug über die Mitte). Ellbogen bleiben seitlich außen.

Ss: Becken und Bauch bilden eine Einheit. Kurzziehen! Schwingen mit gehaltener Mitte und gerader Wirbelsäule aus dem Hüftgelenk vor und zurück, schließlich den Oberkörper aus der Mitte nach rechts und links drehen. Denken Sie an den *Bodenkontakt!*

Ss: Grundhaltung wie oben. Vorschwingen, bis Sie mit dem Brustkorb die Oberschenkel berühren (wichtig: Wirbelsäule und Kopf bilden eine Einheit und bleiben gerade!). Und richten Sie sich unter Verstärkung des Bodenkontakts wieder auf.

Bs: Fersen lang, Vorfüße gegen Schienbeine ziehen. Über die Mitte nun groß werden (Gesäßmuskel in Richtung Kniekehlen nach vorne und die Mitte kurzziehen).

Bs: Fersenschluß, Vorfüße zum Schienbein. Rechte und linke Ferse im Wechsel vorschieben und die gegengleichen Schultern zurückziehen (Diagonalzug der Bauchmuskulatur). Oberkörper gerade halten.

Bs: Vorfüße zum Schienbein. Heben Sie im Wechsel den rechten bzw. den linken Sitzknorren vom Boden ab und schieben Sie mit diesem die jeweilige Ferse vor, so daß eine „Gehbewegung" über die Sitzknorren entsteht. Mitte halten und zwei bis drei Meter vor bzw. zurück gehen.

Bs: Fußsohlen aneinanderlegen und zum Körper ziehen, mit den Händen die Füße halten. Der jeweilige Ellbogen drückt im Wechsel einmal das rechte, dann wieder das linke Knie zu Boden, so daß eine Schwingbewegung entsteht und die betreffenden Oberschenkel den Boden berühren (Mitte herausziehen!). Schaukelbewegung.

L: Strecken aus der Mitte. Rechte und linke Ferse erst rechts und dann links im Wechsel und schließlich gleichzeitig nach vor schieben. Vorfuß ist herangezogen.

L: Ziehen Sie abwechselnd an einer gedachten äußeren Hosennaht den rechten Arm, mit den gestreckten Fingern, und die linke Ferse lang – und umgekehrt den linken Arm und die rechte Ferse. Lassen Sie aber den Kopf ruhig, die Wirbelsäule gestreckt und die Mitte gehalten.

L: Arme über den Kopf auf den Boden legen, und Arme und Beine gleich weit grätschen. Abwechselnd rechte Ferse und linken Arm, linke Ferse und rechten Arm langziehen (Diagonalzug von der Ferse über die Mitte zu den Fingern).

L: Hohlkreuz. Langsam Wirbel für Wirbel (fünf Lendenwirbel) gegen den Boden federn und wieder lösen. *Hilfestellung:* Beine leicht anwinkeln. – **Abb. 47**

L: Arme ausbreiten und Handrücken auf den Boden legen. Beine geschlossen und gestreckt langsam hochheben (Vorfüße sind herangezogen), bis ein Winkel von 90 Grad entsteht. Nun die Knie beugen und beide Oberschenkel abwechselnd rechts und links neben den Körper legen.

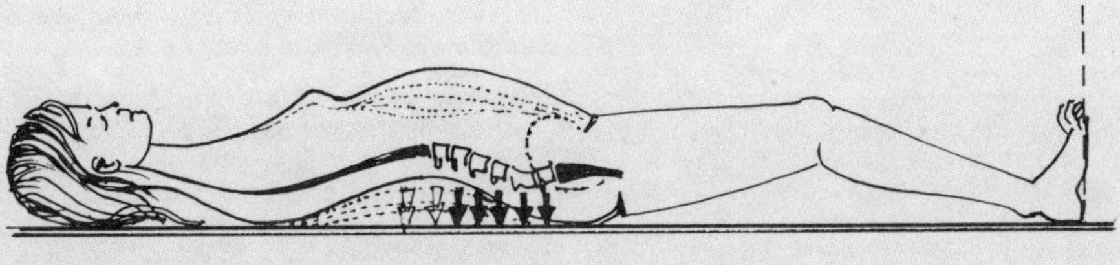

Abb. 47

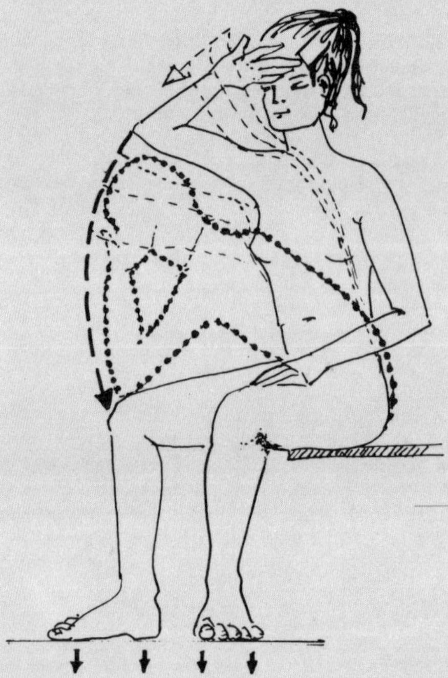

Abb. 48

L: Beine zum Gesäß heranziehen (*Bodenkontakt!*). Oberschenkel geschlossen links und rechts in Richtung Boden absenken (Diagonalzug über die Mitte). Schultern am Boden lassen.

L: Schließmuskel im Becken zusammenziehen und in Richtung Körpermitte hochziehen. Lösen. Diese Übung kann mit der Atmung kombiniert werden: Beim Ausatmen ziehen Sie hoch, beim Einatmen Spannung lösen.

L: Strecken Sie sich aus der Mitte. Arme ca. 40 Zentimeter vom Boden abheben (Handflächen schauen zueinander, Hände schräg nach vorne). Jetzt im Wechsel mit bewußtem Zug rechten und linken Mittelfinger schräg nach oben vorschieben und dabei zuerst langsam den Kopf, dann die Schultern und schließlich den ganzen Oberkörper vom Boden abheben bis zum Bodensitz (über Mittelfingerzug).

Ss: Rechter Mittelfinger zur Stirnmitte (Ellbogen ist seitlich außen), Beine leicht gegrätscht. Aus dieser Stellung zuerst Drehung aus der Mitte, bis der Ellbogen sich über dem Knie befindet. Vorneigen und mit gerader Wirbelsäule das rechte Knie mit dem rechten Ellbogen berühren und in umgekehrter Reihenfolge wieder zurück (**Abb. 48**). Dieselbe Übung auch mit dem linken Arm durchführen.

Ss: Ausgangsstellung wie oben. Drehen Sie nun den rechten Oberschenkel nach außen und heben Sie ihn in Richtung rechten Ellbogen hoch, der sich seitlich außen befindet. Senken Sie den Oberschenkel und bewegen Sie ihn in die Ausgangsstellung zurück. Beinwechsel.

Ss, S: Legen Sie die Handflächen von oben auf die Schultern und drehen Sie die Ellbogen in Schulterhöhe nach außen (**Abb. 49a**). Drehen Sie die rechte Hüfte und die linke Schulter nach hinten (Diagonalzug über die Mitte, Einsatz der schrägen Bauchmuskulatur). – **Abb. 49b.** Wechseln Sie die Hüftseite bzw. die Schulter.

Führen Sie die Übungen *langsam* durch und achten Sie immer auf die korrekte Haltung! Versuchen Sie, sich nun schon mehr und mehr auf den gesamten Körper zu konzentrieren, da *Ismakogie* ganzkörperlich orientiert ist. Erleben Sie jede einzelne Übung *vom Bodenkontakt herauf.* Besonders wichtig ist, wie schon erwähnt, bei allen diesen Übungen die richtige Beckenführung (*kurzziehen*). Sollten Sie beim Üben müde werden, so ruhen Sie sich durch leichtes Schwingen aus. Und vergessen Sie nicht: Ihr Gesicht sieht viel anmutiger aus, wenn es ein Lächeln ziert.

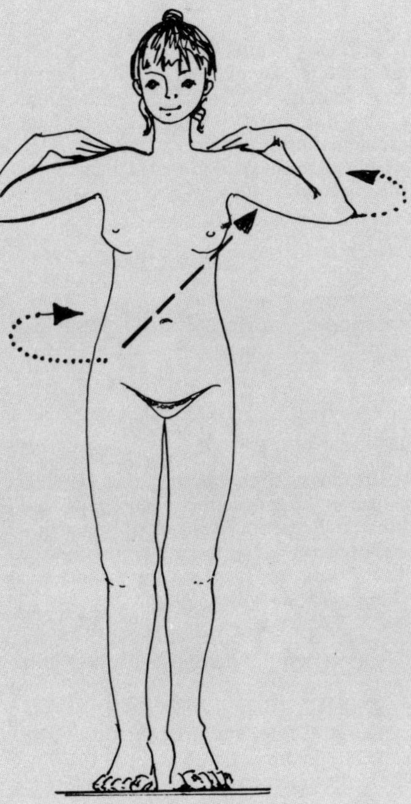

Abb. 49a

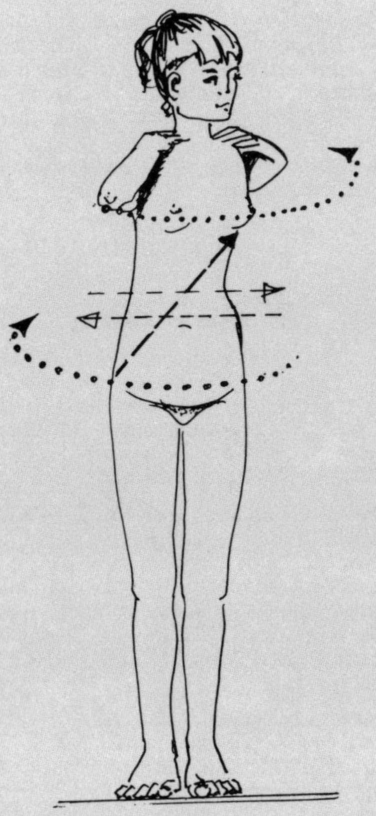

Abb. 49b

Die Wirbelsäule

Die Wirbelsäule, das sogenannte „Rückgrat“ des Menschen, ist eine aus zahlreichen knöchernen Teilstücken, den **Wirbeln,** zusammengesetzte Säule. Sie ist an jeder größeren Bewegung des Körpers beteiligt.
Die Wirbelsäule besitzt wichtige Aufgaben: Sie ist dem Körper eine stabile, aber dennoch bewegliche und federnde Stütze, schützt auch die in ihr verlaufenden Rückenmarknerven und bietet einer Vielzahl von Muskeln Ursprungs- bzw. Ansatzpunkte.
Die doppelt S-förmige Wirbelsäule wird in mehrere Teile gegliedert:

Bewegliche	7	*Halswirbel* (Ihre Erklärung folgt in einem eigenen Kapitel)
	12	*Brustwirbel*
	5	*Lendenwirbel*
Unbewegliche	5	*Kreuzbeinwirbel* (Beim erwachsenen Menschen verwachsen, keilförmig zwischen den Hüftbeinen)
	4–5	*Steißbeinwirbel* (Wirbelreste)

Bedingt durch die aufrechte Körperhaltung des Menschen sind die tieferliegenden Wirbel immer kräftiger als die darüberliegenden, da auf ihnen eine größere Last ruht (z. B. unterliegen die Lendenwirbel sowohl im Sitzen als auch im Stehen großen Belastungen). In groben Zügen weisen aber alle Wirbel dieses Kapitels die gleiche Grundform auf:

- ein vorne gelegener *Wirbelkörper,*
- zwei *Wirbelbögen,* die
- das *Wirbelloch* umfassen und schließlich
- im *Dornfortsatz* enden.

An jedem Wirbel befinden sich noch beiderseits *Querfortsätze* und *Gelenksfortsätze,* die zur gelenkigen Verbindung der einzelnen Wirbel dienen. Setzt man nun Wirbel auf Wirbel, so entsteht ein *Wirbelkanal,* in dem die Rückenmarksnerven verlaufen. Zwischen je zwei Wirbeln befinden sich seitlich rechts und links kleine *Löcher,* durch die die Bewegungsnerven zu den Muskeln austreten und die Gefühlsnerven eintreten können. Bei aufrechter Körperhaltung treten diese Nerven frei und ungehindert ein und aus. Die *Zwischenwirbelscheiben,* besser bekannt unter dem Begriff *Bandscheiben,* verbinden die einzel-

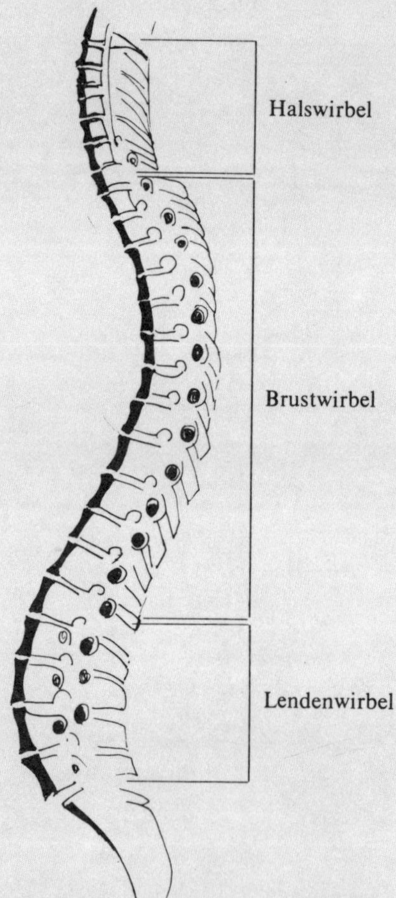

Die Wirbelsäule

nen Wirbel und haben eine Stoßdämpferfunktion. Sie machen in gesundem Zustand etwa ein Viertel der Gesamtlänge der Wirbelsäule aus. Durch Verlagerungen, Verformungen und Verschiebungen der Bandscheiben kann es zu Beleidigungen des Körpers in vielerlei Art kommen. Bei Fehlhaltungen können zum Beispiel die Bandscheiben die Nervenaustrittsöffnungen verlegen und somit Schmerzen verursachen (Ischiasnerv). Ein *vorderes* und ein *hinteres Längsband,* vom Kreuzbein bis zum Kopf verlaufend, und die *Zwischenbogen-, Zwischendorn-* und *Zwischenquerfortsatzbänder* verbinden die Wirbel und verleihen der Wirbelsäule ihre bewegliche Festigkeit.
Wie man aus dieser Beschreibung entnehmen kann, ist die Wirbelsäule, obwohl aus vielen Einzelteilen zusammengesetzt, ein komplexes Gebilde, bei dem sich Fehlhaltungen und Fehlbewegungen über die gesamte Länge auswirken.

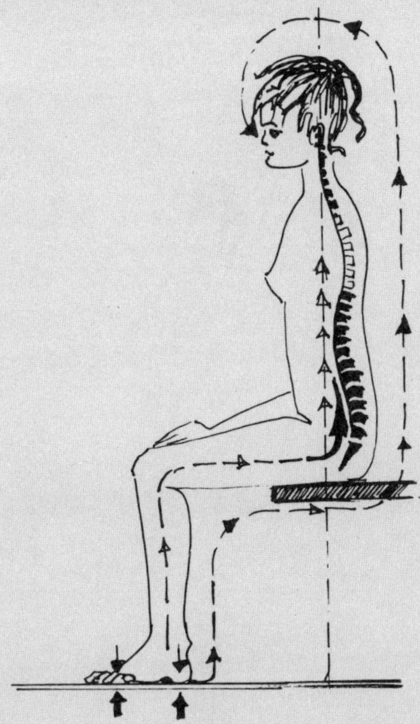

Abb. 50

Übungen:

Ss, S: Kurzziehen. Mit Bodenkontakt vom Boden wegdrücken und Wirbel für Wirbel hochziehen, bis der Zug über die Halswirbelsäule im Hinterkopf spürbar ist. Gehen Sie gedanklich denselben Weg wieder zurück und üben Sie im Wechsel (Bandscheiben werden durch Pumpmechanismus be- und entlastet und gewinnen so an Geschmeidigkeit). – **Abb. 50**
Diese Übung sollte im Alltagsleben zur Selbstverständlichkeit werden, um die Wirbelsäule aufrecht zu halten.

Ss, S: Beide Hände mit dem Handrücken auf die Lendenwirbelsäule legen, die nun federnd die Hände nach hinten wegdrückt (*Bodenkontakt* und *keinen Rundrücken machen!*).

Ss: Spüren Sie den Unterschied: Bei rechtem Winkel im Hüftgelenk ist die Wirbelsäule gerade, bei stumpfem Winkel in schlechter Haltung ist sie gekrümmt. Die Bandscheiben sind zusammengedrückt.

S, L: Kurzziehen, Knie locker, Hände an die äußere Hosennaht, abwechselnd mit dem rechten bzw. linken Mittelfinger die Hosennaht entlang in Richtung Knie streichen und dabei den Oberkörper seitlich mitnehmen, aber dabei die Mitte immer herausziehen. Nicht die Schultern heben, nur mit den Fingern hinunterziehen.

S: Den rechten Arm gerade nach oben strecken (Mitte ist wieder herausgezogen), den linken Arm an der Hosennaht lassen. Nun gleichzeitig den einen Mittelfinger gerade hinauf-, den anderen gerade hinunterziehen (Armwechsel!). – **Abb. 51**

S: Wie oben. Nun aber den gestreckten oberen Mittelfinger über den Kopf zur Seite langziehen, während der andere an der Hosennaht wieder zu Boden zieht. *Übung langsam ausführen!*

S: Wie oben. Nun gleichzeitig Bodenkontakt des Beines verstärken, welches die Verlängerung des nach oben gehaltenen Armes bildet, und das andere Bein nach der Seite abheben, während Sie wieder die Mittelfinger langziehen und Bodenkontakt halten. Arm- bzw. Beinwechsel.

Ss: Beine leicht grätschen, Mitte herausziehen, beide Handrücken auf die Stirn legen (Ellenbogen zeigen zur Seite). Mit gerader Wirbelsäule (wichtig: *Einheit Kopf – Wirbelsäule, Nacken langziehen!*) aus dem Hüftgelenk beginnend vorbeugen, bis die Brust die Oberschenkel berührt (Hände geben dabei leichten Widerstand). Um in

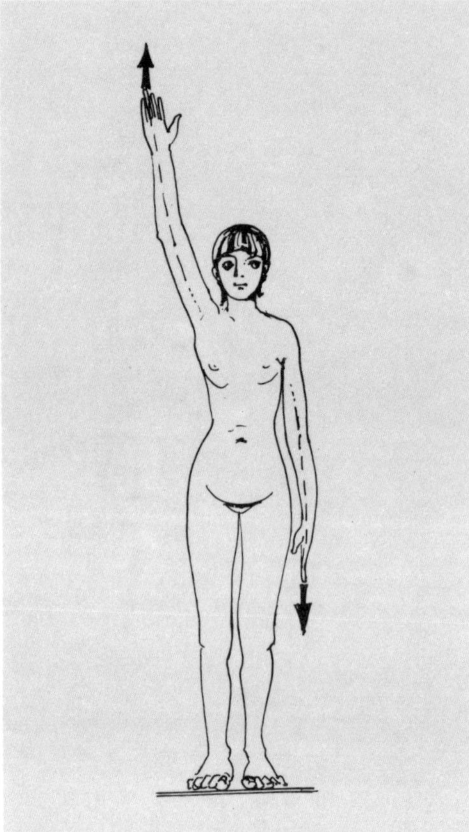

Abb. 51

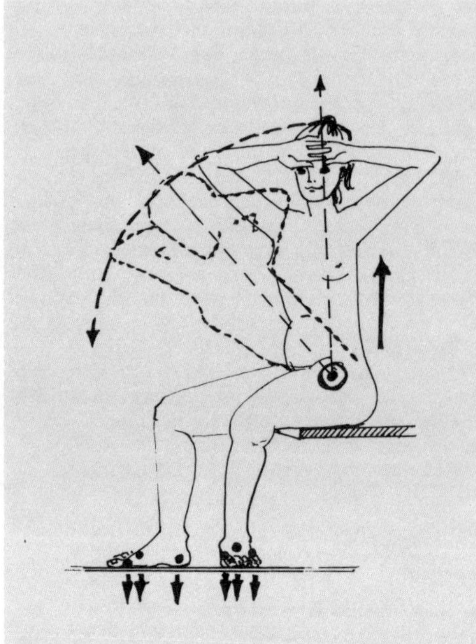

Abb. 52

die Ausgangsstellung zurückzukommen, drücken Sie die Bodenkontaktpunkte fest auf die Unterlage und richten Sie sich mit dieser Kraft auf. **Abb. 52**

Wichtig für das Alltagsleben ist das **richtige Bükken,** um einen Gegenstand aufzuheben. Die Wirbelsäule sollte dabei möglichst gerade bleiben und gleichmäßig belastet werden. Es ist daher ungesund, sich mit gestreckten Beinen oder rundem Rücken vorzubeugen. Gesund und richtig wäre es, die Knie zu beugen (Hockstellung) und die Wirbelsäule gerade zu belassen.

S: Gehen Sie in eine größere Schrittstellung (**Abb. 53a**). Beugen Sie nun langsam die Knie (vorderes Bein ist Standbein mit vollem Bodenkontakt, hinteres Bein hält nur mit dem Fußballen Bodenkontakt), bis das hintere Knie den Boden berührt. Ziehen Sie sich aus der Mitte heraus und beugen Sie sich mit geradem Oberkörper aus dem Hüftgelenk vor (**Abb. 53b**). Nun können Sie einen Gegenstand von rechts bzw. links vorne aufheben. Beim **Aufstehen** gilt der gleiche Ablauf in umgekehrter Reihenfolge. *Halten Sie dabei Bodenkontakt!*

Ss: Leichtes Grätschen der Beine. Stützen Sie die Hände ungefähr in der Mitte der Oberschenkel auf, so daß sich der Daumen auf der Außenseite befindet und die Ellbogen nach außen zeigen. Die Schultern sind nach hinten und hinuntergezogen (**Abb. 54**).

Beugen Sie nun den gerade gehaltenen Oberkörper langsam nach vor (bis knapp über die Oberschenkel), Schulterblätter zueinander, Wirbelsäule und Kopf bilden eine Einheit. Ellbogen bleiben seitlich. Die Leibesöffnungen sind bei dieser Übung geschlossen, und das Becken ist kurzgezogen. Verstärken Sie den Bodenkontakt und kehren Sie mit dieser Kraft wieder in die Ausgangsstellung zurück.

Als Variante drehen Sie in der vorgebeugten Stellung den rechten Ellbogen in Richtung Boden und nehmen den Oberkörper mit. *Keinen Rundrücken machen!* Richten Sie sich wieder gerade auf und beginnen Sie die Übung von neuem, wo-

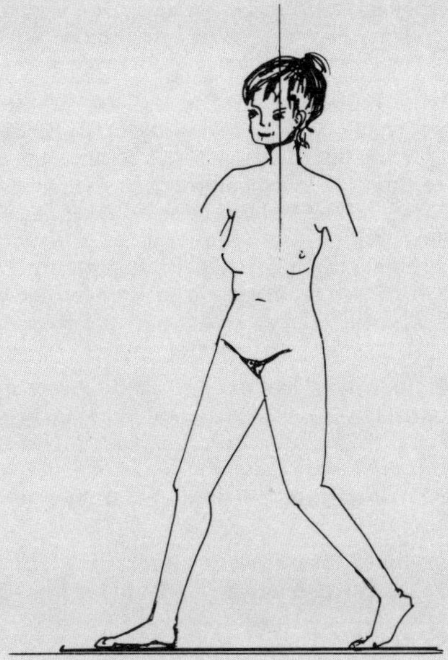

Abb. 53a

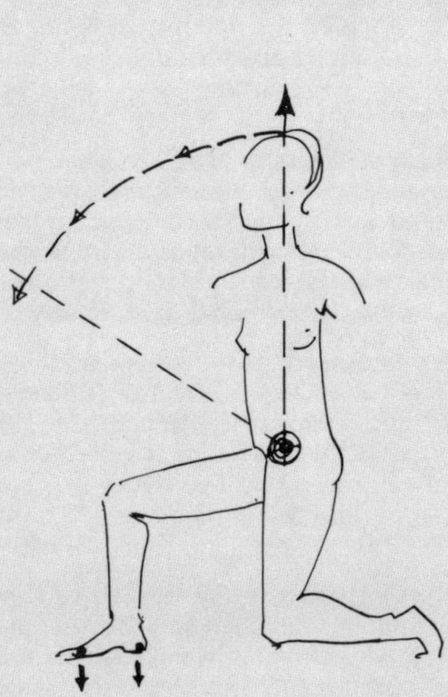

Abb. 53b

bei Sie jetzt den linken Ellbogen in Richtung Boden führen. Üben Sie diesen Bewegungsablauf mehrmals. *Bodenkontakt halten!*

Ss: Arme locker neben dem Sessel hängen lassen. Nun greifen Sie abwechselnd rechts und links seitlich neben dem Sessel zu Boden (Seitbewegung aus der gehaltenen Mitte).

Ss: Beine weit gegrätscht. Leibesöffnungen schließen und kurzziehen, Wirbelsäule aufrichten. Die Hände liegen auf den Oberschenkeln, so daß die Handflächen nach oben zeigen. Aus dieser Stellung die Wirbel langsam abrollen, beginnend mit dem Kopf, ohne aber in der Mitte einzufallen oder die Schultern vorzuziehen. Kopf, Brustkorb und die Lendenwirbelsäule nach vor beugen (Hände rutschen zwischen den Schenkeln durch, bis der Oberkörper zwischen den Schenkeln hinunterhängt). Heben Sie jetzt, während der Oberkörper hängenbleibt, das Gesäß vom Sessel hoch. Die Knie sind zwar gestreckt, aber nicht durchgedrückt. Saugen Sie den Fußaußenrand in den Boden. Lassen Sie Arme und Oberkörper ganz locker hängen. Drehen Sie langsam aus dieser Stellung den Oberkörper mehrere Male im Bogen über die Vorfüße nach rechts und nach links. Greifen Sie zwischen den

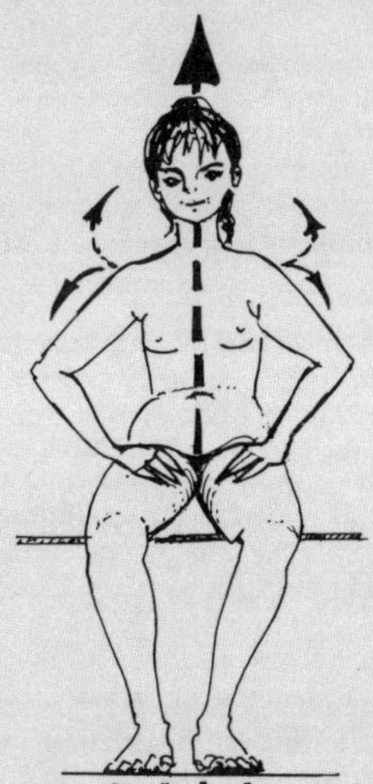

Abb. 54

Beinen nach dem Sessel und ziehen Sie diesen heran. Oberkörper bleibt immer noch hängen, während Sie das Gesäß langsam bis zur Sitzfläche absenken. Richten Sie sich mit Hilfe der Bodenkontaktpunkte (Leibesöffnungen schließen!) über die Lenden-, Brust- und Halswirbelsäule auf. Lächeln!

S: Knie vor die Zehenlinie bringen (beugen), Fersen zueinander ziehen. Bodenkontakt verstärken, Widerstand des Bodens ausnützen und hinaufwachsen. Sich über jeden einzelnen Wirbel von der Lendenwirbelsäule zur Halswirbelsäule hochziehen; wichtig ist es, dabei *kurzzuziehen.*

S: Unterarme auf Brusthöhe heben, so daß die Mittelfinger zueinander schauen (Ellbogen zeigen nach außen und Handflächen zum Körper). Den Körper ein wenig um die eigene Achse nach rechts und links drehen. Die Drehbewegung sollte fast schon innerkörperlich sein (Kleinstbewegung).

Ss: Stellen Sie sich vor, Sie würden Ihre Wirbelsäule von unten nach oben einbandagieren. Konzentrieren Sie sich ganz bewußt auf diese kleine leichte Kreisbewegung um die Wirbelsäule (spiralförmiger Aufwärtszug von der Lenden- zur Halswirbelsäule). Spüren Sie, wie sich die „Stütze des Körpers" langsam über die fünf Lendenwirbel, zwölf Brustwirbel und schließlich sieben Halswirbel aufrichtet. Lösen. Lächeln.

Bs: Vorfüße zum Schienbein ziehen. Den rechten Arm mit Mittelfingerzug gerade nach oben strekken und die Wirbelsäule gerade langziehen. Oberkörper aus dem Hüftgelenk mit dem gestreckten Arm nach vorne neigen, in Richtung Vorfuß (Einheit Oberkörper – Kopf – Arm). Armwechsel.

Bs: Beide Arme gerade nach oben strecken (Handflächen zeigen zueinander) und im Wechsel Mittelfinger nach oben ziehen und gleichzeitig die Wirbelsäule fest aus dem Becken herausholen, dann mit beiden Mittelfingern hochziehen. Aus dieser Stellung den gerade gehaltenen Oberkörper aus dem Hüftgelenk vor- und wieder zurückneigen in die Ausgangsstellung. *Nicht in der Mitte nachgeben bzw. absinken!* Lächeln.

Bs: Beine grätschen, dann die Arme nach oben strecken. Mittelfinger langziehen, Oberkörper aus dem Hüftgelenk vorneigen. Mit der rechten Hand den rechten Fuß von innen am Fußgewölbe umfassen. Nun mit dem Arm den Fuß nach außen drehen und dabei den Körper mitnehmen. Seitenwechsel!

Bs: Beide Hände auf die Schultern legen, wobei die Ellbogen nach außen weisen. Den Oberkörper aus der gehaltenen Mitte mit gerader Wirbelsäule nach rechts und nach links drehen.

Bs: Beine grätschen, Hände auf die Schultern, Ellbogen nach außen. Mit gerader Wirbelsäule zuerst Oberkörper aus der Mitte nach rechts drehen, so daß der linke Ellbogen in Schulterhöhe über dem linken Oberschenkel gehalten wird (Ellbogen bilden mit Schultergürtel eine gerade Linie). Nun ziehen Sie den Ellbogen zum Knie und richten sich in umgekehrter Reihenfolge wieder auf. Üben Sie auch in der anderen Richtung! Lächeln.

Bs: Vorfüße zum Schienbein. Beide Arme nach oben strecken. Gleichzeitig den rechten Mittelfinger und die rechte Ferse langziehen. Dasselbe auch mit der linken Seite und schließlich diagonal (rechter Mittelfinger – linke Ferse und umgekehrt).

Ss: Vier bis fünf verknüpfte Gummiringe (Einsiederinge) auf den Bereich der Lendenwirbelsäule legen und mit den Handflächen durch die jeweiligen Enden schlüpfen (Daumen ausschließen), Oberarme nicht am Körper anlegen. Mittelfinger leicht nach vorne strecken (Gummi muß gedehnt sein) und die Lendenwirbelsäule gegen diesen Widerstand zurückfedern (Übung gegen das Hohlkreuz). *Halten Sie während der gesamten Übung den Oberkörper aufrecht und ziehen Sie kurz!*

Ss: Wie oben. Nabel nach hinten gegen den Gummi drücken (Lendenwirbelsäule geht zurück, achten Sie auf aufrechte Oberkörperhaltung und Bodenkontakt!).

Ss: Gummiringe knapp vor den Knien über die Oberschenkel legen. Nur mit den Daumen durchschlüpfen. Ellbogen zeigen nach außen. Nun aus der aufrechten Haltung – *keinen Rundrücken!* – abwechselnd links und rechts gegen den Widerstand des Gummis zu Boden federn und gleichzeitig mit dem sich entspannenden Gummi in die Ausgangslage zurückkehren. Übung schließlich beidseitig durchführen.

Ss: Gummiringe knapp unter den Knien auf die Unterschenkel legen (Knie bleiben leicht geöffnet). Oberarme sind vom Körper abgehoben, die Ellbogen weisen seitlich nach außen. Gummienden mit der Hand halten. Im Wechsel rechts und links mit dem Oberarm nach hinten federn (Oberkörper geht mit), Wirbelsäule aufrecht, und schließlich mit beiden Oberarmen gleichzeitig zurückfedern und Ferse in den Boden drücken (*kurzziehen!*). – **Abb. 55**

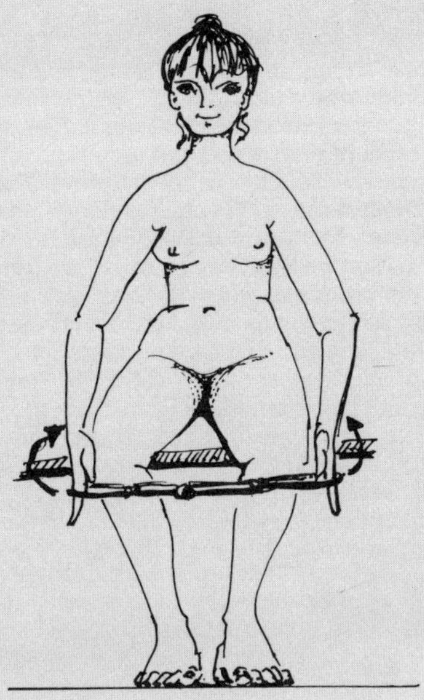

Abb. 55

Ss: Gummiringe unter die Fußwölbung legen (Fersen geschlossen, Vorfüße geöffnet). Gummienden wie oben halten (Knie geöffnet, Ellbogen leicht außen). Der Oberkörper ist etwas vorgeneigt. Gegen den Widerstand des Gummis mit langgezogener Wirbelsäule aus dem Hüftgelenk bis zum geraden Sitzen aufrichten (beim Hochkommen Fersen in den Boden und kurzziehen, *keinen Rundrücken machen,* Gummi ist gedehnt). Spannung des Gummis lösen und mit gehaltener Mitte in die Ausgangsstellung vorneigen.

Ss: Gummiringe einmal rechts neben die Füße werfen und mit gerader Wirbelsäule (Kopf nicht vorschieben) aufheben. Dasselbe auch nach links.

L: Arme über den Kopf auf den Boden legen und diese genauso weit wie die Beine grätschen, Vorfüße zum Schienbein. Ihre Haltung müßte jetzt einem liegenden „X" ähnlich sein. Aus dieser Stellung zuerst die rechte Ferse und den rechten Mittelfinger langziehen, dann ebenfalls mit der linken Seite üben. Gleichzeitig beide Fersen und beide Mittelfinger langziehen. Der ganze Körper ist gestreckt. Lösen.

L: Wie oben, nur mit etwas breiterer Grätsche. Diagonalzug über die Mitte (rechte Hand, linke Ferse und umgekehrt). – **Abb. 56**

L: Arme sind neben dem Körper, so daß die Handrücken am Boden aufliegen (Vorfüße bleiben herangezogen). Abwechselnd die rechte und die linke Ferse langziehen (gedachte Wand wegschieben!).

L: Handflächen seitlich an die Hosennaht legen. Im Wechsel die rechte und die linke Hand mit gestrecktem Mittelfinger so weit wie möglich in Richtung Knie schieben. Halten Sie dabei die Mitte und nehmen Sie die gehaltene Wirbelsäule mit. Lächeln.

L: Einen Arm über den Kopf auf den Boden legen, der andere Arm bleibt an der Hosennaht. Ziehen Sie beide gestreckte Mittelfinger lang und wechseln Sie schließlich die Arme.

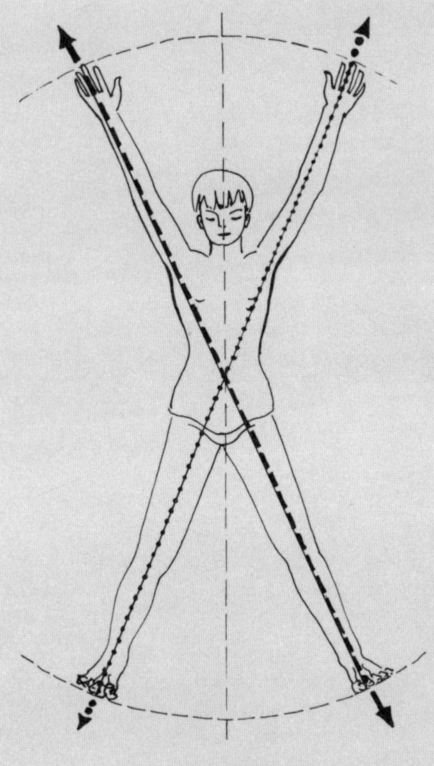

Abb. 56

L: Beine abwinkeln (Bodenkontakt bleibt aufrecht). Eine Hand unters Hohlkreuz legen. Lendenwirbelsäule gegen die Hand drücken. Schließlich Hand wegnehmen und die Lendenwirbel sanft zu Boden federn. Langsam ausführen. Vgl. Hohlkreuzübung, Seite 61.
Variante: Dieselbe Bewegung von der Bauchmuskulatur aus, und zwar von den Leisten über Unterbauch zum Nabel, weiter zum Oberbauch bis zum Brustbein (Hohlkreuz wandert zu Boden): Das Becken wird dadurch in die richtige Lage gebracht. Lächeln.

Durch alle diese Übungen können wir die Wirbelsäule – die Stütze unseres Körpers – positiv beeinflussen. Man kann sie mit dem Stamm eines Baumes vergleichen. Sie schützt und stützt. Durch Ismakogieübungen soll wieder etwas mehr Ordnung in den Aufbau kommen, der durch zum Teil schon automatisierte Fehlbewegungen gestört ist.

Von einer gesunden Wirbelsäule hängt unsere aufrechte, schöne Haltung ab. Der Wille dazu kommt aus uns selbst.
Große Bedeutung hat die Wirbelsäule auch als *seelische* Stütze. Wenn man müde ist, möchte man sich anlehnen; wenn man traurig ist, braucht man oft einen Menschen zum Anhalten. Das gleiche gilt für unsere Wirbelsäule. Denn wenn wir Probleme haben oder ein seelisches Tief uns überkommt, so ist es wichtig, daß unsere Lebensstütze in sich gestärkt ist, um so in uns selbst Halt zu finden. Doch darf man nicht in den Fehler verfallen, die Wirbelsäule starr zu halten, da sie auf Bewegung ausgerichtet ist. Es sollte ein ständiges natürliches Wechselspiel aus Beugen und Strecken entstehen, ohne Verkrampfungen und Verspannungen. Wenn Sie dies erreichen, wird sich die körperliche und seelische Haltung im Gleichgewicht befinden, und Sie werden gelassen und lebensfroh sein.

Brustkorb & Atmung

Der **Brustkorb** wird aus den *Brustwirbeln der Wirbelsäule,* den *zwölf Rippenpaaren* und dem *Brustbein* gebildet.
Die zwölf *Rippenpaare* (vgl. „Gerippe") geben dem Brustkorb seine charakteristische Form und bieten den darin gelagerten Organen, wie Herz und Lunge, Schutz. Sieben der zwölf Paare stehen mit dem Brustbein in direkter Verbindung und werden als „wahre" oder „echte" Rippen bezeichnet. Die folgenden, tieferliegenden zwei bis drei Paare haben nur indirekten Kontakt, und zwar immer über das darüberliegende Rippenpaar. Die restlichen Paare enden frei in der Bauchwand. Die Verbindung mit der Wirbelsäule ist weitgehend gelenkig.
Das *Brustbein* ist ein elastischer Knochen und besteht aus dem Handgriff, dem Körper und dem Schwertfortsatz.
Der *Muskelaufbau des Brustkorbes* setzt sich aus den *inneren* und *äußeren Zwischenrippenmuskeln* in der Brustwand und, als Trennung von Bauch- und Brustraum, aus dem *Zwerchfell* zusammen.
Die *Zwischenrippenmuskeln* heben und senken die Rippen beim Atmen, speziell bei der **Rippen-** oder **Brustatmung** (die äußeren heben die Rippen beim Einatmen, die inneren senken diese beim Ausatmen).
Die **Bauchatmung** wird hingegen vom *Zwerchfell* ausgeführt. Es schließt den Brustkorb wie eine Kuppel nach unten ab. Das Zwerchfell besteht nach seinen Ursprungsstellen aus einem Lenden-, einem Rippen- und einem Brustbeinteil. Beim Einatmen ziehen sich die Zwerchfellabschnitte zusammen, und die Kuppel flacht somit ab, wodurch die Lungenflügel im Brustkorb mehr Platz haben, sich auszubreiten. Beim Ausatmen setzt dieser Mechanismus in umgekehrter Reihenfolge ein: Das Zwerchfell erschlafft und nimmt unter Mithilfe der Bauchmuskulatur seine Kuppelform wieder an. Dieser Ablauf gilt für die normale, ruhige Atmung. Bei schneller und tiefer Atmung werden Zwischenrippenmuskeln und Zwerchfell noch von einigen anderen Muskeln unterstützt. Von der Atmung eines Menschen kann man auch

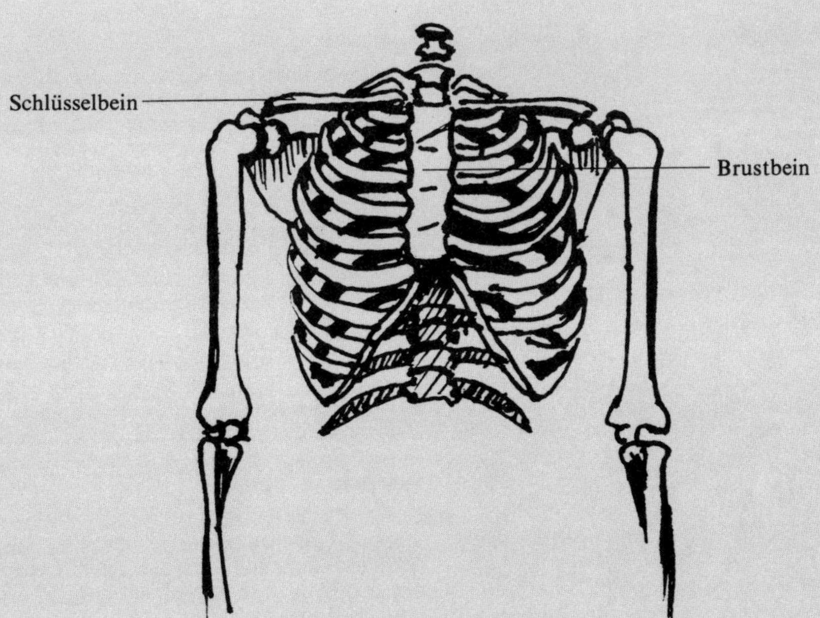

Der Brustkorb

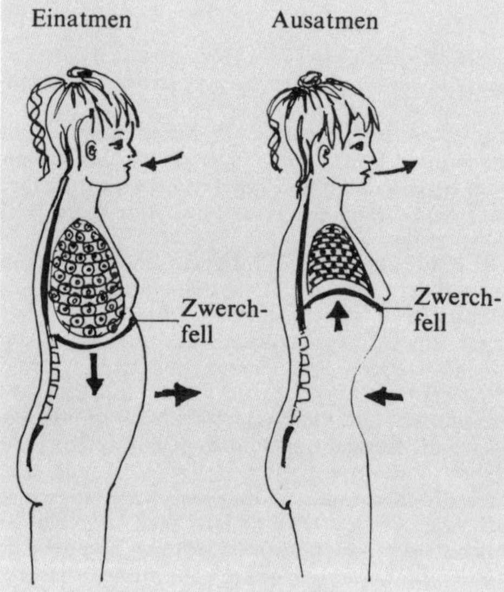

Bauchatmung

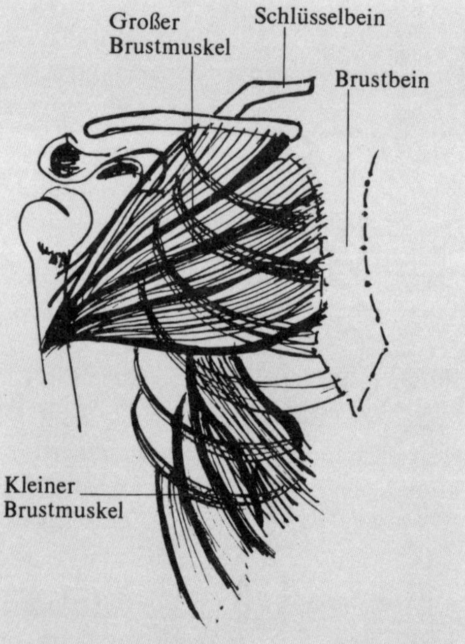

Die wichtigsten Brustmuskeln

auf dessen seelischen Zustand schließen. So läßt sich zum Beispiel kurzer, schneller oder stoßweiser Atem mit irgendeiner Erregung erklären. Bei gleichmäßiger Atmung ist der Mensch hingegen in einem Zustand innerer Ruhe.
Eine ausgeglichene Atmung wirkt sich auf den gesamten Körper positiv aus. So kann sich das Zwerchfell bei aufrechter Haltung frei und ungehindert senken und heben (ca. zwei bis vier Zentimeter), wodurch sich eine innerkörperliche „Massage" einstellt. Die darunterliegenden Eingeweide werden „durchgearbeitet", und die Pump- und Saugwirkung des Zwerchfells läßt zum Teil auch den Blutkreislauf bis in die Beine nicht unberührt.
Bevor wir zu den Übungen kommen, bedarf es noch einer kurzen Erklärung der zwei wichtigsten Brustmuskeln:

- Der *große Brustmuskel* verläuft zwischen Oberarm und Brustbein und bildet die vordere Achselfalte. Am großen Brustmuskel setzt auch das Bindegewebe der weiblichen Brust an. Gerade deshalb ist die richtige Schulterhaltung (nach hinten und hinunter) so wichtig!
- Der *kleine Brustmuskel,* der unter dem großen liegt, hat seine Lage zwischen Rippen und Schultergürtel.

Übungen:

Ss: Hände links und rechts auf den Rippenkorb legen, wobei die Daumen nach hinten zeigen. Atmen Sie tief durch und spüren Sie, wie sich die Rippen beim Einatmen nach außen und beim Ausatmen wieder zurück bewegen.

Ss: Kontrollieren Sie sich selbst. Beim richtig erlernten Ausatmen sollte der Bauch in Richtung Lendenwirbelsäule nach hinten gehen. Lassen Sie nun den Atem langsam einfließen und beobachten Sie, wie sich der Bauch vorwölbt.

Ss, S: Heben Sie die Oberarme seitlich auf Schulterhöhe. Die Mittelfinger zeigen in Brusthöhe zueinander, die Handflächen zum Körper. Ziehen Sie ganz langsam die Ellbogen muskulär gegen einen gedachten Widerstand nach hinten und spüren Sie, wie sich der Brustkorb dehnt. Spannung wieder lösen.

Ss, S: Wie oben. Führen Sie nun die langsame Rückwärtsbewegung der Ellbogen so aus, daß sich die Hände auf der Höhe des Magens befinden. Konzentrieren Sie sich auf die Dehnung der unteren Rippenpaare.

Ss, S: Winkeln Sie die Unterarme so an, daß sich zwischen Ober- und Unterarmen ein rechter

Winkel bildet. Die Oberarme sind ein wenig vom Körper abgehoben, die Finger zeigen gestreckt nach vorne und die Handflächen zu Boden (*kurzziehen – Bodenkontakt!*). Atmen Sie nun langsam ein und heben Sie gleichzeitig die Oberarme seitwärts hoch. Beim Ausatmen senken Sie die Oberarme gegen einen gedachten Widerstand zwischen Oberarme und Brustkorb ab und drehen gleichzeitig mit dem Bewegungsablauf die Handflächen nach oben (Zug geht nach oben).

Ss, S: Armbewegung bei der Atmung wie oben, nur diesmal beim Ausatmen den Bodenkontakt intensiv verstärken (*kurzziehen!* Muskelzug geht über die Wirbelsäule nach oben). Diesen Ablauf im eigenen Atemrhythmus (langsames Ein- und Ausfließen der Luft) mehrmals üben und sich bewußt auf den Körper konzentrieren. Vergessen Sie trotzdem nicht, die richtige Haltung einzunehmen und zu lächeln.

Ss, S: (im Stand Knie nicht durchstrecken) Armbewegung wie oben. Beim Ausatmen zusätzlich zum Bodenkontakt nun den Afterschließmuskel zusammen- und körpereinwärts hochziehen. Beim Einatmen Spannung wieder lösen.

Ss, S: (für Frauen) Wie oben. Vom Bodenkontakt aus beim Ausatmen die Scheidenmuskulatur schließen und körpereinwärts hochziehen. Spannung wieder lösen.

Ss, S: Wie oben. Nun den gleichen Ablauf beim Ausatmen mit Harnschließmuskel durchführen (körpereinwärts hochziehen – vgl. Harnverhalten, Seite 56). Wieder langsam Einatmen und die Spannung lösen.

Ss, S: Wie oben. Als Abschluß können Sie diese Bewegung beim Ausatmen mit der gesamten Beckenbodenmuskulatur durchführen. Zuerst schließen, dann körpereinwärts und schließlich nach oben ziehen. Beim Einatmen Spannung lösen.

Ss, S: Eine Hand auf den Unterbauch (im Schambereich) legen.

Beim Einatmen den Unterbauch ganz herauslassen. Beim Ausatmen den Unterbauch mit der Hand leicht hineindrücken.

Ss, S: Gleicher Ablauf wie oben, nur ohne Hand.

Ss, S, L: Lockeres Einatmen, Bauch ganz herauslassen. Beim Ausatmen Bodenkontakt verstärken und kurzziehen (Becken stellt sich gerade).

Ss, S, L: Zuerst wieder locker einatmen. Beim Ausatmen die Lendenwirbelsäule gegen einen gedachten Luftballon drücken. Oberkörper bleibt dabei aufrecht. Im Liegen die Beine etwas anwinkeln und die Lendenwirbelsäule langsam zu Boden federn.

Sie haben jetzt geübt, den Körper zu *halten,* sozusagen das körpereigene Muskelmieder zu aktivieren. Durch falsche, „bequeme" Haltung (z. B. im Auto, vor dem Fernseher) laufen wir oft Gefahr, „auseinanderzurinnen". Wir müssen lernen, unser Muskelmieder anzulegen und es vor allem auch zu gebrauchen.

Ss, S, L: Legen Sie doch Ihr imaginäres Mieder an! Im gleichmäßig langsamen Atemrhythmus des Körpers mit der oben beschriebenen Armhaltung locker ein- und ausatmen. Beim Ausatmen alles vorher einzeln Durchgeübte nun als Gesamtheit beachten (Bodenkontakt, Beckenbodenmuskulatur, kurzziehen, Lendenwirbelsäule). Beim Einatmen die Spannung wieder lösen.

L: Als Beruhigung vor dem Einschlafen so richtig entspannen und dann den eigenen Atemrhythmus erfühlen. Ruhiges, langsames Ein- und Ausfließen der Luft.

Es herrscht auch bei der Atmung ein ständiges Wechselspiel zwischen Beugen (einatmen) und Strecken (ausatmen). Das Ausatmen ist normalerweise länger als das Einatmen (z. B. Schwimmen: lang und gestreckt beim Ausatmen, kurz und gebeugt beim Einatmen).

Jede Ganzkörperbewegung sollte eine anatomisch richtige Tiefatmung sein, die eine Brust-, Schenkel-, Bauch- und Gesichtsbeeinflussung darstellt.

Ss: Den rechten Oberarm locker seitlich vom Körper halten, Unterarm anwinkeln, Finger zeigen gestreckt nach vorne. Mit der linken Hand die vordere rechte Achselfalte erfassen. Ziehen Sie den Daumenballen der rechten Hand zur gestreckten Kleinfingerkante. Finger bleiben gestreckt.

Wenn Sie nun den kleinen Finger, den „Schönheitsfinger", mit Zug nach vor ziehen und dabei die Handfläche nach oben drehen, gleichzeitig den Bodenkontakt verstärken und kurzziehen, müßten Sie mit der linken Hand spüren, wie sich der große Brustmuskel anspannt. – **Abb. 57**

Ss: Wie oben. Diesmal aber beide kleinen Finger gleichzeitig nach vorne strecken (Brust hebt sich!).

Ss: Arme waagrecht in Schulterhöhe ausstrecken (Handfläche nach oben!). Unterarme nun abwinkeln und Fingerspitzen von oben auf die Schultern legen. Nun die Hände, mit dem Handrücken nach unten zeigend, auf die Oberschenkel legen, die Schultern aber hinten belassen. Handrücken in die Schenkel drücken, Brustkorb streckt sich.

Bei falscher Handhaltung und vorgefallenen Schultern (Handflächen auf Schenkel) sinken der Bauch und die Brust ab (kein Aufwärtszug!).

Ss: Oberarme seitlich auf Schulterhöhe heben. Mittelfinger zeigen vor der Brust schräg nach vorne (zueinander, die Handflächen nach unten, Ellbogen weisen seitlich nach außen). Nun unter Verstärkung des Bodenkontakts Handflächen mit Zug aus den Oberarmen nach oben drehen und bewußt die Schultern nach hinten nehmen (Brustkorb hebt sich). Spüren Sie beim Zurückdrehen wieder den Übergang in die Beugehaltung.

Ss: Armhaltung wie oben (Handflächen nach oben). Mit den Händen rund um die jeweilige Brust kreisen (in der Mitte hoch, seitlich absenken.) Verstärken Sie beim Hinaufgehen der Hände den Bodenkontakt, stellen Sie das Becken gerade (kurzziehen), richten Sie die Wirbelsäule auf und dehnen Sie dabei den Brustkorb.

Ss: Die nach vorne gestreckten Kleinfingerkanten gegen die Oberschenkel drücken. Bei gleichzeitiger Verstärkung des Bodenkontakts (Fußaußenrand bis zur kleinen Zehe) spüren Sie, wie sich der Brustkorb hebt.

Ss: Oberarme auf Schulterhöhe heben, Unterarme zeigen nach vorne und Handgelenk anwinkeln. Finger zeigen nach oben, die Handflächen nach vor. Aus dieser Stellung mit Muskelzug die Oberarme nach hinten federn (Kopf aber nicht vorschieben): Brustkorb wird gedehnt.

Ss: Drei Einsiedegummiringe miteinander verknoten. Je ein Ende um die Handflächen legen (Daumen als Beuger ausschließen). Hände in Brusthöhe halten (Handflächen zeigen nach oben, Ellbogen leicht seitwärts heben). Nun gegen den Widerstand der Gummiringe die Daumen nach außen ziehen (wichtig: *kurzziehen, da Hohlkreuzgefahr!*).

Ss: Ausgangsstellung wie oben. Ziehen Sie vor dem Körper liegende Achterschleifen. Der kleine Finger führt den Zug in der Mitte hoch zur jeweiligen Seite.

Ss: Die drei verknoteten Gummiringe mit je einem Ende um die Daumen legen. Handflächen zeigen nach vorne. Arme etwas vorstrecken. Spannen Sie den Gummi ein wenig und federn Sie nun mit den Unterarmen weich und gerade nach hinten. Vergessen Sie nicht, kurzzuziehen.

Ss, S: Hände vor dem Körper wie zum Gebet schließen. Handflächen zum Körper öffnen, überkreuzen Sie die Ringfinger und die kleinen Finger. Handflächen zeigen nach oben und die Daumen seitlich nach außen. Oberarme liegen nicht am Körper an. Gleichzeitig mit beiden Daumen über Bodenkontakt in Richtung Boden ziehen und kurzziehen (Muskelzug aufwärts).

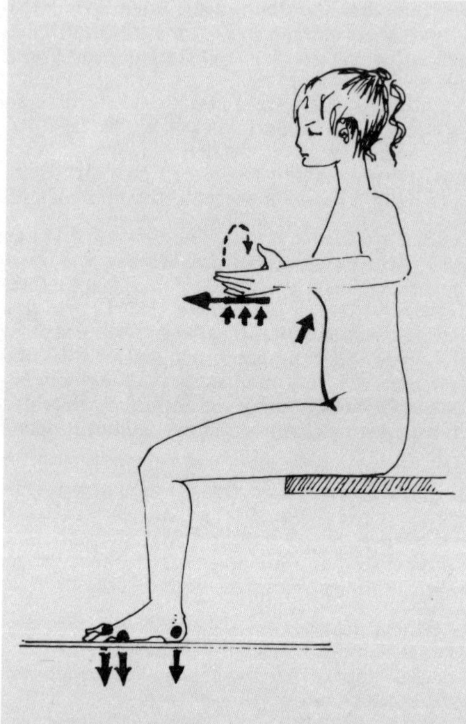

Abb. 57

Ss, S: Legen Sie die Handrücken auf die Oberschenkel und belassen Sie diese an ihrem Platz. Fingerspitzen zeigen zueinander. Ziehen Sie nun die Daumen unter Verstärkung des Bodenkontaktes und mit intensivem Aufwärtszug zuerst nach oben (Brustkorb hebt sich) und schließlich nach außen (Brustkorb öffnet sich).

Ss: Oberarme seitlich heben. Unterarme anwinkeln (sie zeigen nach vorne), Kleinfingerkanten zeigen zum Boden. Die nach vorne gestreckten kleinen Finger über die Kleinfingerkanten gegen einen gedachten Widerstand zu Boden drücken (Mitte herausziehen und Bodenkontakt halten). Spüren Sie, wie der Brustkorb nach oben steigt.

Ss: Gleiche Armhaltung wie oben. Drehen Sie die gestreckten Kleinfingerkanten unter Verstärkung des Bodenkontaktes mit intensivem Muskelzug nach oben, so daß sich die Handflächen nach oben drehen und die Daumen im Bogen nach außen gehen.

Ss: Stellen Sie sich vor, Sie würden einen riesengroßen Luftballon vor der Brust halten. Drücken Sie nun die Handflächen unter Intensivierung des Bodenkontaktes gegen diesen gedachten Widerstand zueinander, ohne dabei aber einen Rundrücken zu machen. Erleben Sie dabei die Aktivität der Brustmuskulatur!

Die Brustkorbhaltung ist ein Teil unserer Körpersprache. Sie kann uns viel über einen Menschen sagen. Besitzt der Träger einen schlaffen Brustkorb, so kann man auf Furcht, Pessimismus, mangelnde Entschlußkraft oder Demut schließen. Abgesehen davon, macht diese Haltung alt. Ein hoher, frei getragener Brustkorb hingegen signalisiert uns Mut, Fröhlichkeit, Selbstbewußtsein, Aktivität und Sicherheit.
Ein Körper, der in jeder Haltung – sei es beim Sitzen oder Stehen – zusammensinkt, zeigt Müdigkeit oder Mangel an Elastizität an. Außerdem werden durch einen abgesunkenen Brustkorb die Eingeweide und Organe im Rippenkorb und in der freien Mitte zusammengedrückt und in ihren Funktionen behindert, was zu weiterem Verfall führen kann. Durch eine schlechte Brustkorbhaltung wird auch die Wirbelsäule negativ beeinflußt. Wie jedoch schon in den vorhergehenden Kapiteln erwähnt, darf man jeden Abschnitt immer nur als Teil des Gesamtbildes sehen. So muß alles zusammenspielen, damit wir eine optimale und gesunde Haltung besitzen.

Schultergürtel & Rückenmuskulatur

Der **Schultergürtel** besteht aus dem *rechten* und *linken Schlüsselbein* und dem *rechten* und *linken Schulterblatt.* Der Schultergürtel ermöglicht dem Menschen durch seine gelenkigen Verbindungen eine vielfältige Beweglichkeit. Die beiden dreieckigen *Schulterblätter* liegen an der Rückseite des Brustkorbes und bieten vielen Muskeln Ursprungs- und Ansatzmöglichkeit.

Die *Schlüsselbeine* verbinden die oberen Gliedmaßen (Arme) mit dem Rumpf. Sie liegen dicht unter der Haut und werden daher vielfach als Grenze zwischen Brustkorb und Hals bezeichnet.

Die Schlüsselbeine sind sowohl auf der Innenseite mit dem Brustbein als auch auf der Außenseite mit dem jeweiligen Schulterblatt gelenkig verbunden. Diese Gelenke spielen eine wesentliche Rolle bei vielen Bewegungen des Armes und der Schulter (z. B. Heben des Armes über die Waagrechte, Vor-, Zurücknehmen sowie Kreisen der Schulter).

Das *Schultergelenk* selbst ist das beweglichste Gelenk des Körpers und wird aus dem *Oberarmkopf* und der *Gelenksgrube* am Schulterblatt gebildet. Das Schultergelenk wird im Gegensatz zu

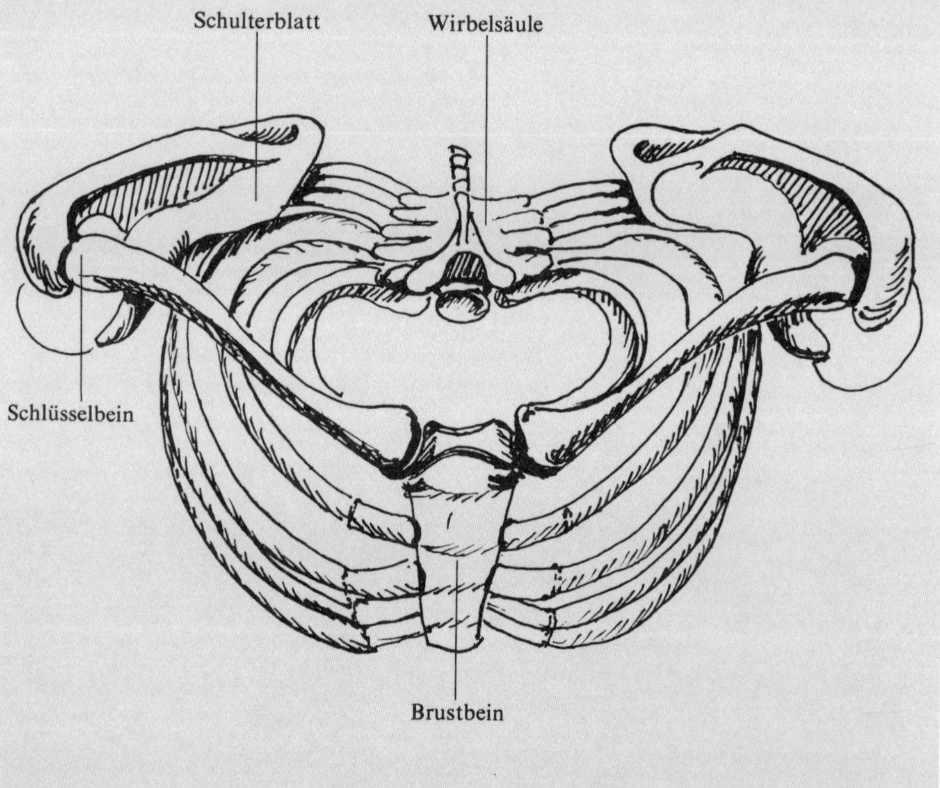

Der Schultergürtel

den anderen Gelenken fast ausschließlich durch Muskeln gesichert und besitzt daher eine große Beweglichkeit.

Besonders wichtige **Muskeln,** um die Schultern in ihre natürliche Haltung zu bringen, sind:

- Der *Kapuzenmuskel,* der seinen Namen davon ableitet, daß er wie eine Kapuze am Rücken liegt. Er befindet sich zwischen den beiden Schulterenden, dem Nacken und den Brustwirbeln. Er hebt die Schulterblätter und zieht sie nach hinten und unten.
- Der *große* und der *kleine Rautenmuskel,* welche unter dem Kapuzenmuskel liegen und die Schulterblätter nach innen und nach oben ziehen.
- Der *breite Rückenmuskel,* der die hintere Achselfalte bildet, den erhobenen Arm herabzieht und den Arm nach hinten bewegt.
- Der *lange Rückenstrecker.* Er verläuft von der Kreuzbeingegend aufwärts bis zum Hals und erstreckt sich von Wirbel zu Wirbel. Dieser Muskel richtet u. a. die Wirbelsäule auf und stützt sie.

Rücken

Übungen:

Ss, S: Bodenkontakt und kurzziehen. Strecken Sie die Arme in Schulterhöhe zur Seite. Winkeln Sie nun die Unterarme an, so daß die Handfläche zum Brustkorb zeigt. Vergessen Sie nicht, zu lächeln. Ziehen Sie aus dieser Stellung die Schulterblätter zueinander, wodurch die Oberarme nach

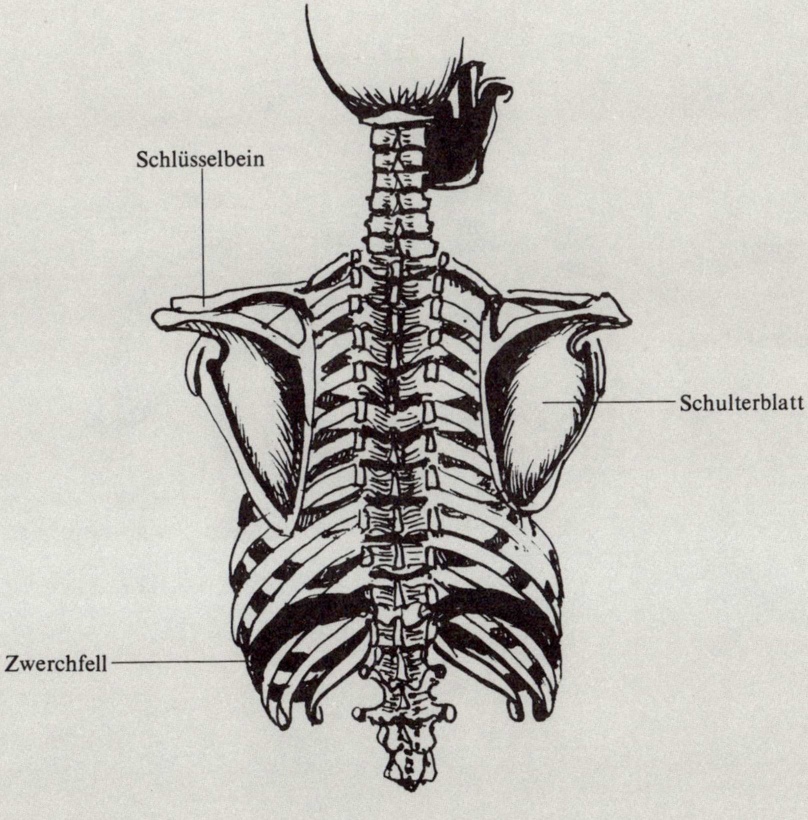

Schultergürtel und Rücken (Rückansicht)

hinten wandern: Die Schulterblätter führen die Oberarme zurück. Nun Spannung lösen und nicht mit Muskelkraft zurückführen.

Ss, S: Armhaltung wie oben, nur Ellbogen etwas tiefer, ungefähr in Brustkorbhöhe. Die untere Rückenmuskulatur in Richtung Wirbelsäule ziehen, aber kein Hohlkreuz machen. Arme werden mitgenommen. Spannung lösen.

Ss, S: Heben Sie die Arme auf Schulterhöhe und winkeln Sie diese so an, daß die Ellbogen nach außen, die Mittelfinger schräg nach vorne und die Handflächen zu Boden zeigen. Stellen Sie sich vor, Sie hätten jetzt zwischen den Oberarmen und dem Rippenkorb seitlich je einen Schaumgummiball. Ziehen Sie die Oberarme gegen diesen gedachten Widerstand in Richtung Körper und drehen Sie mit dieser Bewegung gleichzeitig die Handflächen nach oben. Beobachten Sie dabei den aufwärtsstrebenden Muskelzug. Wichtig sind dabei guter *Bodenkontakt* und *Kurzziehen.*

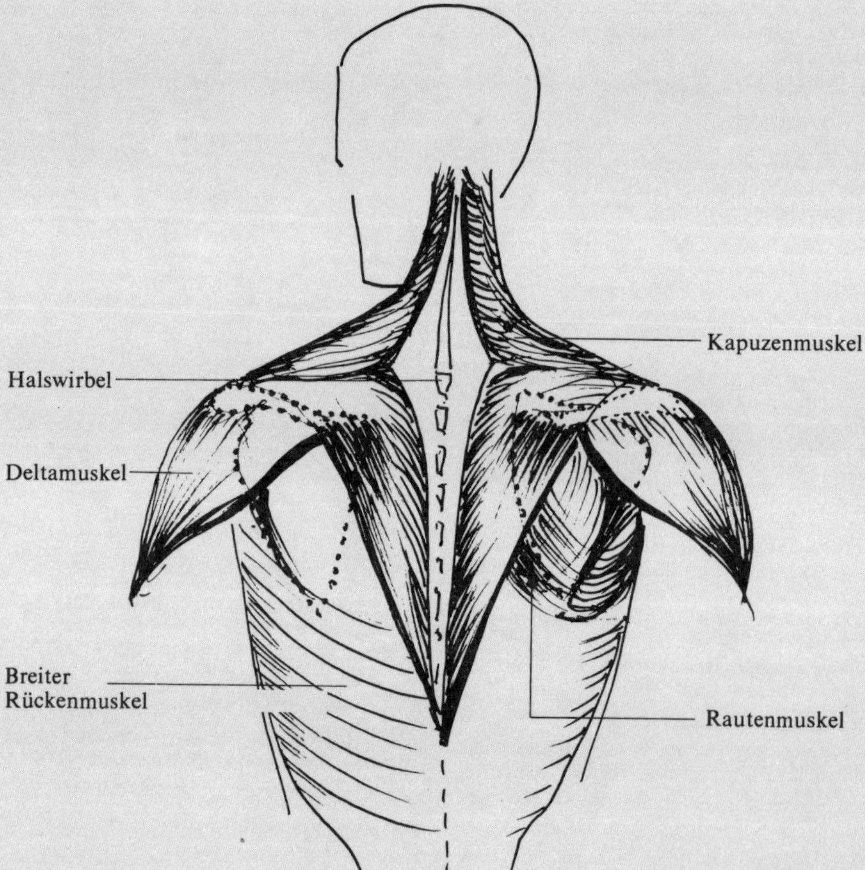

Die Rückenmuskulatur

Schultern

Übungen:

Ss, S: Arme abgewinkelt auf Schulterhöhe heben. Ellbogen zeigen nach außen und die Handflächen zum Brustkorb. Federn Sie die Oberarme langsam und leicht muskulär nach hinten. Senken Sie beim Federn die beiden Oberarme Zentimeter für Zentimeter ab, bis sie knapp seitlich des Körpers sind, und heben Sie diese schließlich wieder ganz langsam mit Zug, nach hinten federnd, bis zur Ausgangsstellung (Schulterhöhe) hoch (Zeitlupentempo).
Variante: Übung mit langgezogenen Mittelfingern.

Ss, S: Gleiche Übung wie oben, diesmal mit Führung der beiden Schulterblätter, die nun die Oberarme ganz langsam nach hinten ziehen (wichtig: *kurzziehen!*). Bodenkontakt.

Ss, S: Eine andere mögliche Variante wäre, statt nach hinten zu ziehen mit seitlich gehaltenen Ellbogen langsam ganz kleine Kreise in der Luft zu zeichnen (vorne hoch, hinten hinunter). Lächeln Sie dabei.

Ss, S: Arme wieder abgewinkelt auf Schulterhöhe heben, so daß die Ellbogen nach außen und die Handflächen zum Brustkorb zeigen. Ziehen Sie aus dieser Stellung den oberen Teil der Schulterblätter zusammen (Oberarme gehen mit). Senken Sie nun die Oberarme, so daß die Ellbogen schräg nach unten weisen, und konzentrieren Sie sich bewußt auf die Schulterblattspitzen, die Sie jetzt ebenfalls zusammenziehen (Oberarme gehen wieder mit). *Dabei aber kein Hohlkreuz machen! Bodenkontakt halten!* Beim Zusammenziehen der Schulterblattspitzen öffnet sich, wenn Sie gleichzeitig kurzziehen, der Brustkorb; er wird frei gehalten. Beim Lösen der Spannung sinkt der Brustkorb ab.

Ss, S: Armhaltung wie oben. Kreisen Sie mit den Handflächen und Unterarmen vor der Brust (in der Mitte hoch und seitlich absenken). *Kurzziehen, Bodenkontakt!* Lächeln!

Ss, S: Armhaltung wie oben. Kreisen Sie nun aber mit Oberarmführung aus dem Schultergelenk, ohne jedoch die Schultern mitzunehmen. Verstärken Sie dabei bewußt den Bodenkontakt.

Ss, S: Strecken Sie die Arme nach vor, so daß die Handflächen zueinander zeigen. Sie heben nun die Arme mit Mittelfingerübung hoch, senken diese zur jeweiligen Seite bis zum Körper ab und geben sie wieder nach vorne in die Ausgangsstellung nach oben zurück. Es ergibt sich eine Kreisbewegung, die Sie im Verlauf der Übung zuerst groß, dann kleiner und wieder größer werden lassen (Mittelfingerführung!).

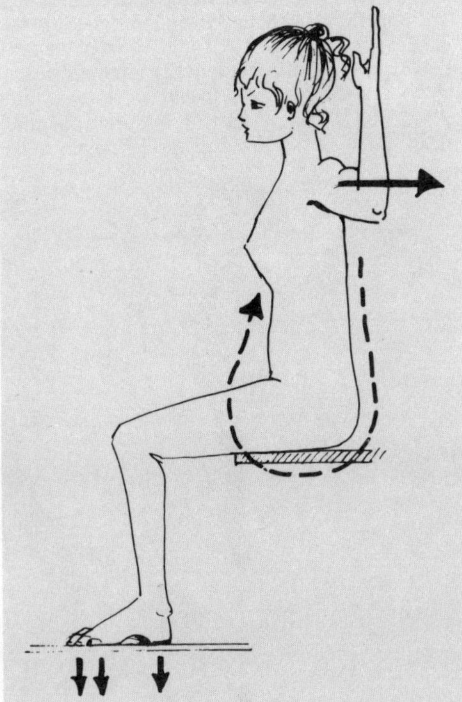

Abb. 58

Ss, S: Mittelfingerspitzen berühren sich in Brusthöhe. Ellbogen zeigen nach außen und die Handflächen zum Brustkorb. Ziehen Sie die Schulterblätter durch Rückführung der Ellbogen zueinander. Fingerspitzen werden getrennt. Beim Lösen der Spannung gehen die Finger wieder zusammen (*Bodenkontakt* und *kurzziehen!*).

Ss, S: Heben Sie die Oberarme auf Schulterhöhe und die Unterarme ebenfalls, bis sie senkrecht nach oben zeigen (Oberarm bleibt waagrecht) und die Handflächen nach vorne weisen. Ziehen Sie die Oberarme in der Waagrechten langsam nach hinten. Lösen. Wichtig: *kurzziehen!* – **Abb. 58**

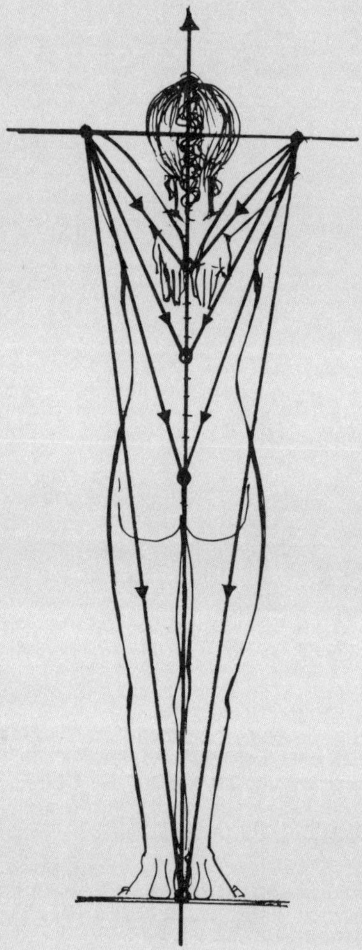
Abb. 59

Ss, S: Wie oben. Diesmal federn nur die Unterarme zurück (Oberarme in Schulterhöhe ruhig lassen!).

Ss, S: Wie oben. Mit den Handgrundgelenken nach hinten federn. Zug im oberen Brustkorb wird spürbar.

Ss, S: Ellbogen zeigen nach außen, die Handflächen zu Boden und die Fingerspitzen zur jeweils gegenüberliegenden Seite. Fingergrundgelenke der rechten Hand auf die Knöchel der linken Hand legen (Handfläche auf Handrücken). Drücken Sie mit den oberen Fingergrundgelenken fest auf die unteren, wodurch sich die Hände durchbiegen, und lösen Sie die Spannung wieder. Heben Sie dann die noch immer übereinander gelegten Hände von vorne im Bogen über den Kopf, bis die Handflächen zum Nacken zeigen. Ziehen Sie nun gleichzeitig die beiden Ellbogen nach hinten und strecken Sie die Handflächen durch. Achtung: *Hohlkreuzgefahr, daher kurzziehen und Mitte halten!* Lächeln.

Ss, S: Heben Sie die Arme senkrecht nach oben (Handflächen zeigen zueinander) und senken Sie die Unterarme nach hinten ab, so daß die Handflächen zu den Schulterblättern zeigen, diese aber nicht berühren. Die Ellbogen weisen dabei nach oben, die Finger sind durchgestreckt (**Abb. 59**). Ziehen Sie aus dieser Ausgangsstellung die beiden Zeigefinger in Richtung Schulterblattspitzen, bis sich die Fingerspitzen berühren (Oberarme gehen höher), und kehren Sie wieder in die Ausgangsstellung zurück.
Ziehen Sie in weiterer Folge die Mittelfinger muskulär in Richtung Lendenwirbelsäule (wichtig: *kurzziehen!*). Die Fingerspitzen berühren sich abermals, und die Oberarme gehen wieder ein Stück näher zu den Ohren. Muskelzug lösen. Dann die gleiche Bewegung mit den beiden Ringfingern muskulär in Richtung Gesäß (After hochziehen und *kurzziehen nicht vergessen!*) und wieder lösen, und zuletzt die kleinen Finger gedanklich muskulär zu den Fersen ziehen bei gleichzeitig verstärktem Bodenkontakt. Nun liegen die Oberarme an den Ohren an. Lassen Sie den Körper wieder in die Ruhespannung zurückkehren. Führen Sie den gleichen Bewegungsablauf in umgekehrter Reihenfolge, beginnend mit den kleinen Fingern, bis zu den Zeigefingern durch.

Ss, S: Gleiche Ausgangsstellung wie oben. Zeichnen Sie mit durchgestreckten Fingern kleine Kreise über den Schulterblättern in die Luft. Die Wirbelsäule entlang hinunter, bis die Arme die Ohren berühren und seitlich nach außen oben zurückgehen.

Schultern & Rücken

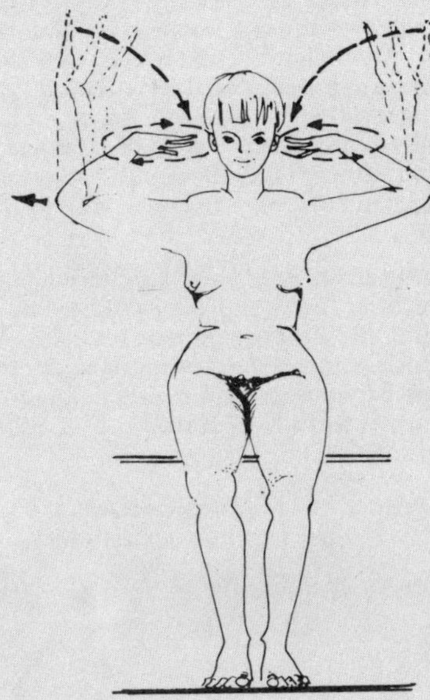

Abb. 60

Ss, S: Legen Sie die gestreckten Kleinfingerkanten (die restlichen Finger ebenfalls durchstrekken) in die Mitte der Schultern, Ellbogen zeigen schräg nach oben. Streichen Sie mit den Kleinfingerkanten in Richtung Schulterblattspitzen, bis sich die Handrücken berühren, und zurück über die Ausgangsstellung bis vor zu den vorderen Achselfalten. Beginnen Sie von neuem.

Ss, S: Arme seitwärts heben und ausstrecken, Handflächen zeigen nach oben. Beugen Sie die Arme und führen Sie die Handflächen bis auf Ohrhöhe in Richtung Schultern. Die Fingerspitzen zeigen zu den Ohren, die Ellbogen zeigen seitlich nach außen. Ziehen Sie in Ohrhöhe mit den gestreckten Fingern waagrecht liegende Kreise über den Schultern (**Abb. 60**). Beginnen Sie die Kreise nach vorne und gehen Sie dann in einem Bogen nach außen und hinten. Senken Sie beim Kreisen die Hände Zentimeter für Zentimeter, bis Sie schließlich ganz knapp über den Schultern sind. Die Schulterblätter vollziehen diese Bewegung mit.

Die Schulterhaltung geht mit der Brustkorbhaltung konform. Sind die Schultern vorne, so ist auch der Brustkorb eng. Nehmen Sie die Schultern nach hinten und hinunter, so weitet sich auch der Brustkorb. Durch Verschränken der Arme und das falsche Tragen schwerer Lasten, zum Beispiel beim Einkaufen, kommt es oft dazu, daß die Schultern vorfallen. Es entsteht auf diese Weise nicht nur ein Rundrücken; es kann auch zu Verspannungen im Schulterbereich kommen.

Eine krasse Fehlhaltung, die speziell bei Frauen auftritt, ergibt sich mitunter beim Tragen von Handtaschen über einer Schulter. Viele Damen halten den Riemen zusätzlich noch mit der Hand und ziehen dadurch den gesamten Körper an einer Seite hinunter. Nicht nur der Schultergürtel steht dann schief, auch die Wirbelsäule wird verbogen.

In diese ungesunde Haltung verfällt man häufig auch bei Müdigkeit und körperlicher Erschöpfung. Denn wenn die körpereigene Muskelaktivität erlahmt, kann die Schwerkraft ungehindert angreifen und dadurch dem Körper ein hängendes Aussehen verleihen. Daß es dann auch oft zu Verspannungen und Schmerzen kommt, braucht wohl nicht extra erwähnt zu werden. Selbst oder gerade bei Müdigkeit sollte man sich aufrichten und die Schulterblattspitzen zusammenziehen. Wer gibt denn schon gerne ein Bild der Traurigkeit für seine Umwelt ab? Bei einem Mann spiegeln breite Schultern (zusammengenommene Schulterblattspitzen) und ein freier Brustkorb Sicherheit und Entschlossenheit wider. Einer Frau verleiht diese Haltung Anmut und Grazie. Schließlich sind auch die Muskeln des Schultergürtels und des Rückens unserem Willen unterworfen. Mit der Bereitschaft, an Ihrer Haltung und an Ihrem Aussehen zu arbeiten, haben Sie schon einen großen Schritt in Richtung Wohlbefinden getan.

Jeder Muskel hat seine Funktion und sollte in dieser auch körpergerecht eingesetzt werden. Gerade die Muskulatur des Rückens und des Schultergürtels umfaßt zwei besonders wesentliche Teile unserer Haltung. Die Rückenmuskulatur ist an Bewegungen des Oberkörpers mitbeteiligt, und die Muskulatur des Schultergürtels beeinflußt unter anderem die Stellung der Schultern. Beide Muskelpartien spielen somit eine entscheidende Rolle bei der richtigen Körperhaltung.

Strohtellerübungen:

Für die nächsten Übungen nehmen Sie zwei flache Strohteller von ca. 20 Zentimeter Durchmesser, wie man sie auch als Untersatz für heiße Töpfe verwendet, zu Hilfe.

S: Legen Sie einen Strohteller flach auf die rechte Hand, werfen Sie den waagrechten Teller hoch und versuchen Sie, diesen auch wieder so zu fangen. Handwechsel! – **Abb. 61**

S: Wie oben. Werfen Sie den Teller hoch, in Richtung Körper, so daß er sich in der Luft dreht, und fangen Sie ihn mit der Handfläche auf der ehemaligen Unterseite auf.

S: Da Sie mit einem Teller schon fast perfekt sind, probieren Sie die Übung gleichzeitig mit zwei Tellern – einen auf der rechten und einen auf der linken Hand.

S: Werfen Sie jetzt einen Teller von der flachen rechten Hand auf die flache linke Hand und wieder zurück auf die rechte Hand.

S: Versuchen Sie dieselbe Übung gleichzeitig mit zwei Tellern (von rechts nach links, von links nach rechts).

S: Strohteller waagrecht hochwerfen und senkrecht (am Rand) fangen, dann senkrecht hochwerfen und wieder mit der flachen Hand (waagrecht) fangen (Hand – Rand – Rand – Hand). Übung zuerst mit einem Teller im Wechsel mit rechter und linker Hand, dann mit den zwei Tellern auf beiden Händen gleichzeitig durchführen. – **Abb. 62**

S: Legen Sie einen Strohteller auf die Fingerspitzen der rechten Hand und zeichnen Sie vor dem Körper groß die Ziffern von eins bis zehn in die Luft, wobei Sie immer die Bewegung in der Mitte nach oben beginnen und die Ziffernfolge nach außen hinunter fortsetzen. Handwechsel. Schließlich mit beiden Händen gegengleich.

S: Teller wieder auf Fingerspitzen legen. Ziehen Sie vor dem Körper liegende Achterschleifen (in

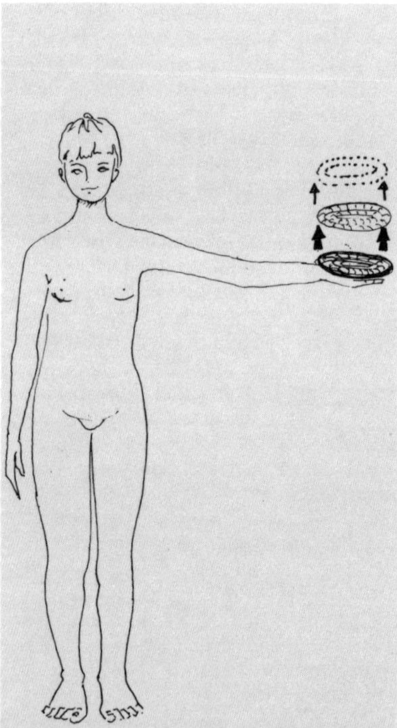

Abb. 61

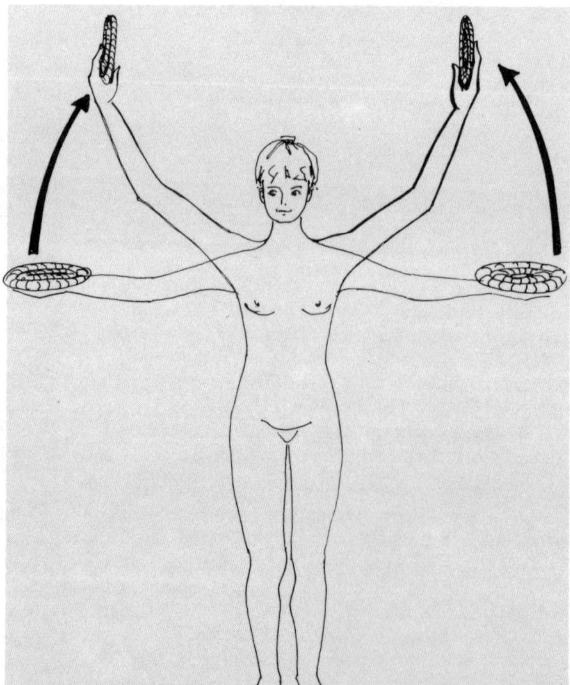

Abb. 62

der Mitte nach oben zur jeweiligen Seite beginnen!). Erst einzeln mit der rechten Hand nach rechts und mit der linken nach links, dann beidhändig (gegengleich).

S: Je einen Teller vor der Brust auf die zueinander zeigenden Fingerspitzen (ohne Daumen) legen. Nun die Oberarme und die Ellbogen mit Muskelzug seitlich hochziehen (Schultern nicht mitnehmen) und wieder senken. *Kurzziehen!*

S: Arme sind auf Schulterhöhe seitlich ausgestreckt, und die Teller ruhen auf den vier Fingerspitzen (ohne Daumen). Nun mit den Armen zuerst langsam nach hinten federn, dann in derselben Stellung klein kreisen (vorne hoch, rückwärts hinunter!) und schließlich liegende Achterschleifen ziehen. Vorne hoch und nach hinten beginnen (*kurzziehen!*).

S: Teller waagrecht (Finger zeigen zum Becken) zwischen Hüfte und Unterarmen halten (Ellbogen sind seitlich außen). Die Unterarme mit den Tellern schieben den Körper abwechselnd leicht nach rechts und nach links. *Keinen Rundrücken machen!*

S: Handflächen mit aufgelegten Tellern in Beckenhöhe hinter den Körper bringen. Die Handgelenke sind nach oben gebeugt, und die Teller ruhen auf den Handflächen. Die Handwurzel mit Oberarmführung noch mehr nach hinten abwärts und unten zu Boden ziehen und gleichzeitig die Mitte kurzziehen. Spannung lösen. – **Abb. 63**

S: Teller liegen auf den Handflächen (rechte Hand in Brusthöhe, linke Hand in Nabelhöhe) übereinander. Die Ellbogen zeigen vom Körper weg und die Finger zur jeweils gegenüberliegenden Seite. Heben Sie nun die obere Hand ein Stück an und senken Sie diese nach vorne ab. Während die obere Hand nach unten geht, wandert die untere Hand nach oben (körpernahe Hand immer von unten nach oben ziehen). Nehmen Sie bei der Aufwärtsbewegung die Körpermitte mit. Es entsteht eine kreisende Bewegung vor dem Körper. – **Abb. 64**

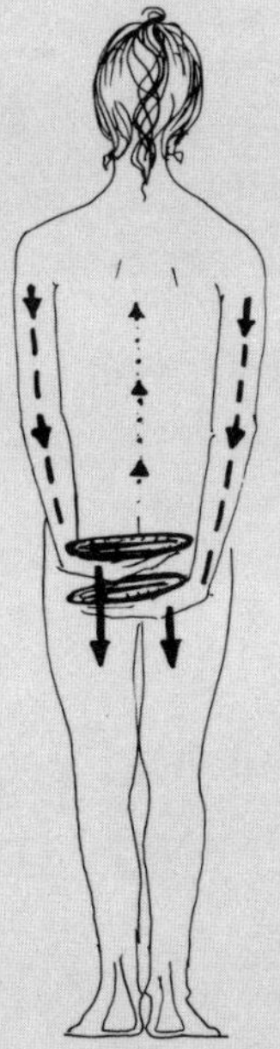

Abb. 63

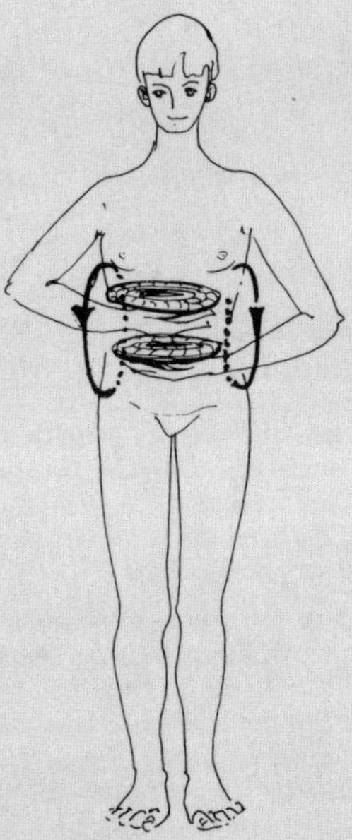

Abb. 64

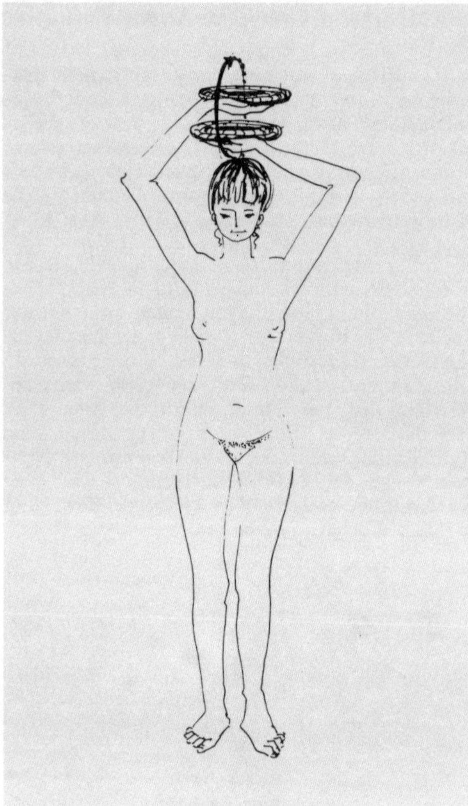

Abb. 65

S: Die gleiche Übung können Sie auch in der Kreuzbeingegend durchführen. Hier kreist die höher liegende Hand vom Körper weg nach hinten und unten und wieder zum Körper zurück, schließlich nach oben in die Ausgangsstellung; die untere Hand folgt nach. Es ist dabei besonders wichtig, *kurzzuziehen,* da Sie sonst unweigerlich ein *Hohlkreuz* machen.

S: Eine andere mögliche Variante dieser Übung ist, sie über Kopf auszuführen. Die Handrücken zeigen zum Kopf, die Ellbogen schräg nach außen und die Finger zur jeweils gegenüberliegenden Seite. Die dem Kopf nähere Hand über vorne hoch und nach hinten hinunterkreisen; die andere Hand folgt nach. – **Abb. 65**

S: Eine Hand so über Kopf halten, daß der Teller waagrecht auf der Handfläche liegt (Ellbogen ist seitlich außen), die andere Hand befindet sich in der Kreuzbeingegend (Teller liegt auch hier auf der Handfläche). Strecken Sie nun einen Arm senkrecht nach oben (Teller nach oben ziehen), den anderen nach unten (Teller nach unten ziehen). Achtung: *kurzziehen, sonst Hohlkreuzgefahr!* Handwechsel.

S: **Abb. 66** – Die beiden Strohteller ruhen auf den aufgefächerten Fingerspitzen. Die Arme sind ungefähr in Augenhöhe leicht nach vorne gestreckt und weisen schräg vom Körper weg (**a**). Drehen Sie nun die Finger nach außen, dann zum Körper und weiter, bis diese gerade nach vorne zeigen (kurzziehen!). In dieser Stellung weisen die Ellbogen nach außen (**b**). Senken Sie nun die Arme ab (**c**) und führen Sie diese von der Augenhöhe in weitem Bogen abwärts hinter den Körper (Kreuzbeingegend) (**d**) und von dort den gleichen Weg wieder zurück, und zwar: Die Hände über unten außen anheben und schräg nach vorne hinauf bis auf Augenhöhe führen. Die Finger zeigen nun wieder nach vorne. Drehen Sie die Finger nach innen zur Körpermitte, weiter nach außen und zurück in die normale Lage.
Achten Sie bei zunehmender Übung auf die aufrechte Haltung (*kein Rundrücken, Schultern zurück und hinunter*)!

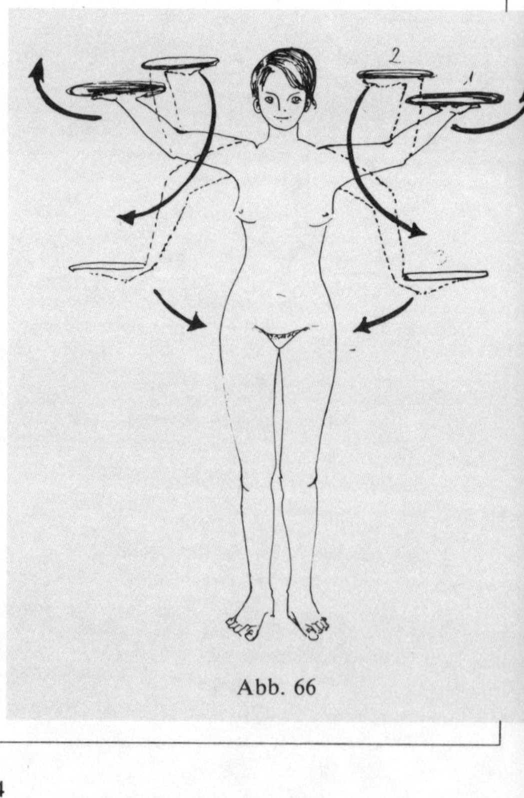

Abb. 66

Übungen mit Gummiringen:

Für die folgenden Übungen brauchen Sie wieder drei verknüpfte Gummiringe, wie sie für Einsiedegläser (1 Liter) verwendet werden.

Ss, S: Legen Sie die Gummiringe mit je einer Endschleife über die Handflächen, die zueinander weisen (Daumen ausschließen). Ellbogen sind außen, kurzziehen. Ziehen Sie die Hände ein wenig auseinander, so daß die Gummiringe gespannt sind. Zeichnen Sie vor dem Körper liegende Achterschleifen, die Sie in der Mitte hoch und nach rechts beginnen, in die Luft, ohne die Schultern nach vorne zu ziehen.

Ss, S: Gummiringe über die Fingergrundgelenke legen. Finger zeigen nach oben und die Handflächen zueinander. Drehen Sie die Handflächen gegen den Gummizug zum Körper, indem Sie die beiden Daumen nach außen ziehen. *Verstärken Sie gleichzeitig den Bodenkontakt!*
Sie können diese Bewegung auch über die Kleinfingerkanten auslösen, wenn Sie diese nach innen ziehen. Erleben Sie den Muskelzug im Brustkorb.

Ss, S: Gummiringe über beide Daumen legen, Handflächen zeigen nach vorne. Federn Sie nun mit den Handrücken nach außen hinten und ziehen Sie dabei den Nabel hoch (*Bodenkontakt!*).

Ss, S: Vier bis fünf verknüpfte Gummiringe mit je einer Endschleife über die Hände legen (Daumen ausschließen). Arme nach oben strecken, Handflächen zeigen nach außen. Beugen Sie nun die Arme und führen Sie die Hände links und rechts bis auf Schulterhöhe, wobei die Gummiringe hinter dem Kopf nach unten gehen (Kopf nicht vorziehen). Strecken Sie die Arme nach außen, so daß sich die Gummiringe spannen, und lösen Sie den Zug wieder, indem Sie die Schulterblätter zueinander ziehen. Wiederholen Sie diesen Bewegungsablauf mehrmals (Gummi spannen, beim Zusammenziehen der Schulterblätter Gummispannung lösen). – **Abb. 67**

Ss, S: Drei bis vier verknüpfte Gummiringe mit je einer Endschleife um die Handflächen legen, die zueinander zeigen (Daumen ausschließen). Die Finger weisen nach vorne. Ziehen Sie die Gummiringe zuerst in Nabelhöhe auseinander (Unterarm und Ellbogen gehen nach außen mit), wobei Sie gleichzeitig kurzziehen und die beiden Fersen fest in den Boden drücken, ohne aber die anderen Bodenkontaktpunkte abzuhe-

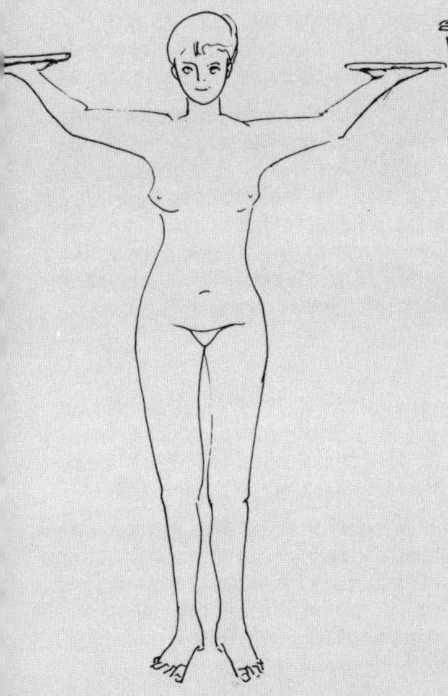

Abb. 66a

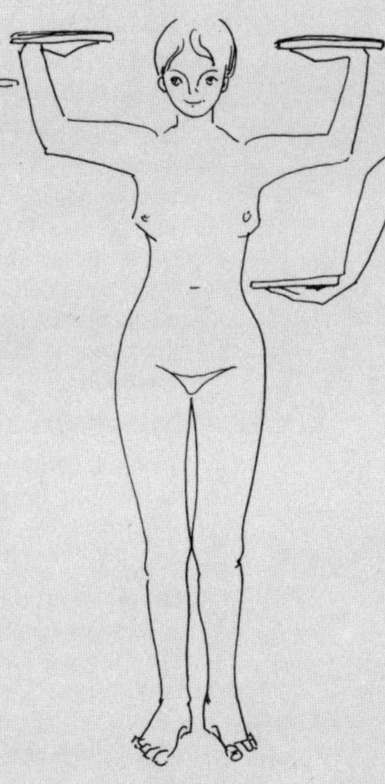

Abb. 66b

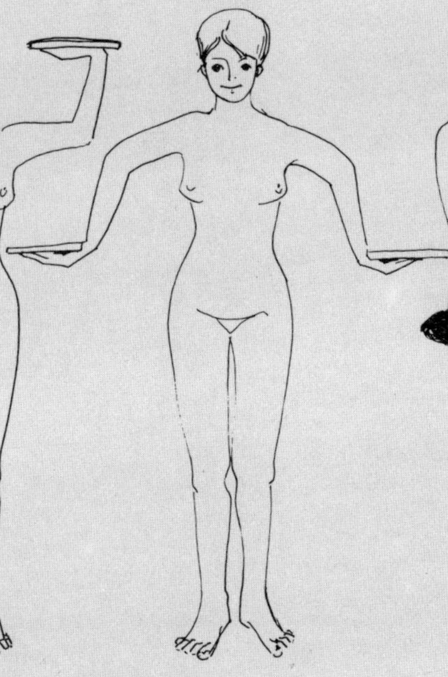

Abb. 66c

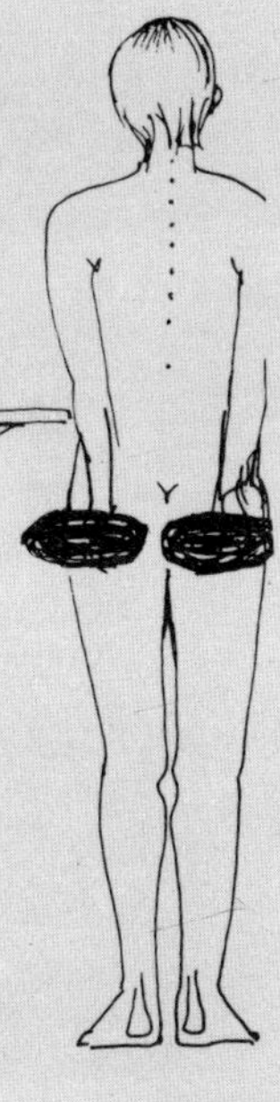

Abb. 66d

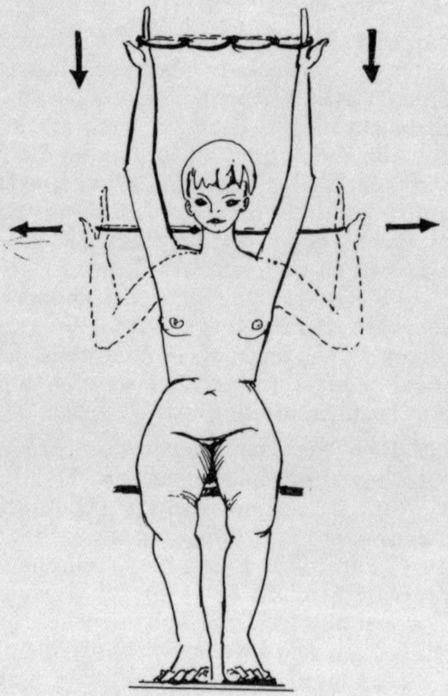

Abb. 67

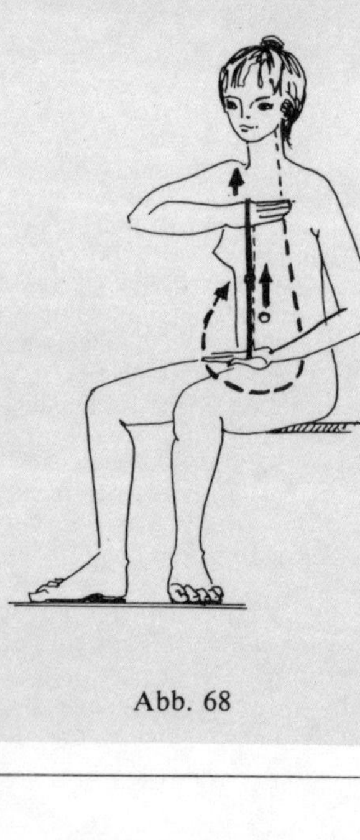

Abb. 68

ben. Führen Sie den gleichen Bewegungsablauf auch in Magenhöhe und schließlich in Brusthöhe durch. Vergessen Sie nicht, die Fersen in den Boden zu drücken, kurzzuziehen und die Ellbogen nach außen mitzunehmen!

Ss: Zwei Gummiringe um die Handflächen legen (Daumen ausschließen). Ein Handrücken ruht dabei auf den Oberschenkeln. Ellbogen zeigt nach außen, die andere Handfläche in Brusthöhe zur unteren Handfläche (Ellbogen ebenfalls außen). Gummi ist in der Körpermitte. Ziehen Sie die obere Hand hinauf, den Nabel körpereinwärts nach oben und die Wirbelsäule gleichzeitig lang. *Kurzziehen und Bodenkontakt nicht vergessen!* Handwechsel. – **Abb. 68**

Ss: Setzen Sie sich auf fünf bis sechs verknüpfte Gummiringe, die Sie mit je einer Endschleife über die Handflächen legen (Daumen ausschließen). Handflächen zeigen seitwärts nach vor, Daumen nach außen. Ziehen Sie den gestreckten rechten und linken Arm zur Seite nach oben und schließlich beidseitig. *Kurzziehen* und *Bodenkontakt* nicht vergessen!

Ss: Gleiche Ausgangsstellung wie oben. Winkeln Sie nun die Arme nach vorne. Die Handflächen zeigen zueinander und die Finger nach vor. Die Ellbogen liegen nicht am Körper an. Ziehen Sie die beiden Zeigefingerkanten mit Gummizug schräg nach oben. Drücken Sie gleichzeitig die Fersen in den Boden und ziehen Sie kurz.

Ss: Gleiche Ausgangsstellung wie oben mit abgewinkelten Armen. Spannen Sie die Gummiringe wieder schräg nach oben außen. Beginnen Sie unter Verstärkung des Bodenkontakts mit langsamem Vor- und Rückschwingen des Oberkörpers und gehen Sie dann ins Kreisen über. Bodenkontakt halten, kurzziehen und Wirbelsäule aufrichten! Wechseln Sie auch beim Kreisen die Richtung.

Stabübungen:

Für die folgenden Übungen benötigen Sie ein ca. ein Meter langes Rundholz mit ungefähr eineinhalb Zentimeter Durchmesser. Einen Stab dieser Art erhalten Sie in fast jedem Bastelgeschäft.

Ss, S: Nehmen Sie den Stab an den Enden zwischen die beiden Mittelfingerkuppen und halten Sie diesen waagrecht mit gestreckten Armen über den Kopf. Federn Sie aus dieser Stellung mit Oberarmführung langsam und leicht nach hinten. – **Abb. 69**

Ss, S: Ausgangsstellung wie oben. Nun den Oberkörper mit gehaltener Mitte nach rechts und links hinten drehen.

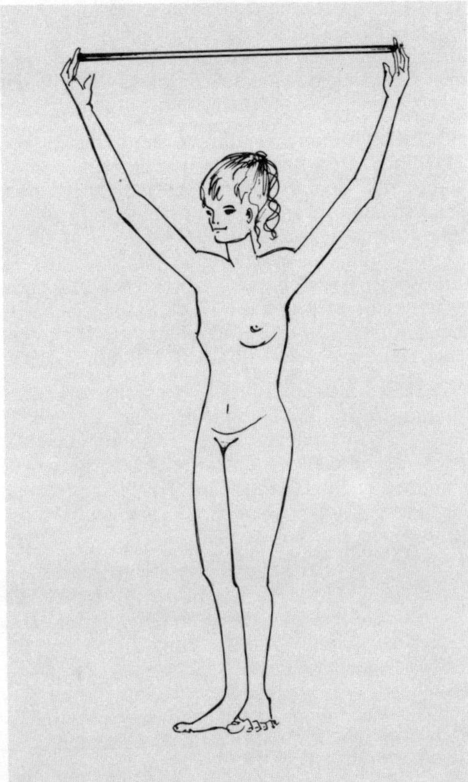

Abb. 69

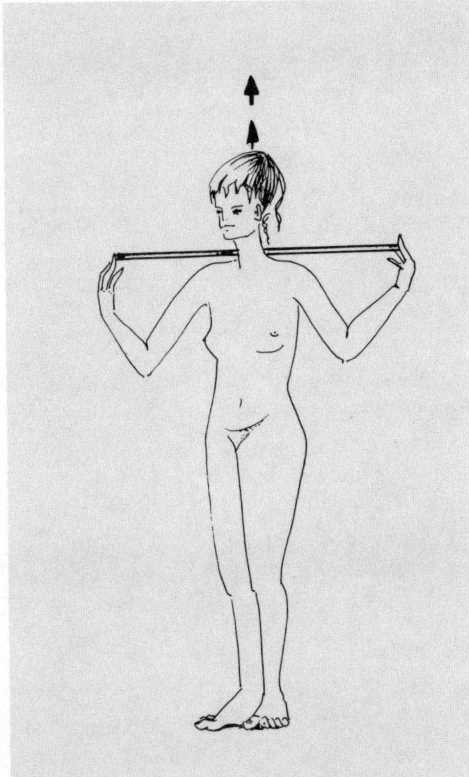

Abb. 70

Ss, S: Ausgangsstellung wie oben. Beugen Sie die Arme, bis der Stab den Schultergürtel (hinter dem Kopf-/Nackenbereich) erreicht, aber nicht berührt, und strecken Sie diese dann wieder nach oben. Dabei aber die Wirbelsäule lang- und den Kopf nicht nach vorne ziehen (*Bodenkontakt!*). – **Abb. 70**

Ss, S: Legen Sie den Stab im Nackenbereich auf den Schultergürtel. Der Stab sollte aber keine Last sein oder auf den Nacken drücken. Der Stab wird wieder links und rechts an den Enden von den jeweiligen Mittelfingerkuppen gehalten. Strecken Sie nun abwechselnd mit dem Stab den rechten und den linken Arm zur Seite. Den Kopf gerade halten.

S: Den Stab senkrecht vor der Körpermitte halten. Die linke Mittelfingerkuppe hält das Ende im Nabelbereich, die rechte Mittelfingerkuppe befindet sich am anderen Ende des Stabes über dem Kopf (nur die Mittelfingerkuppen halten den Stab). Ziehen Sie mit dem Stab liegende Achterschleifen, und zwar folgendermaßen: Der untere Mittelfinger drückt so lange nach oben, bis der obere rechte Arm gestreckt ist (den Stab vor der Körpermitte). Beachten Sie, daß die untere Hand während der gesamten Übung immer in Körpermitte bleibt. Nun den gestreckten Arm zur Seite und nach hinten absenken, dann nach vor drücken, bis der Arm wieder die Mitte erreicht. Während der linke Arm vor der Körpermitte durch den Druck von unten nach oben über den Kopf bewegt wird, hat der rechte Arm die Mitte erreicht. Der linke Arm befindet sich über dem Kopf und wird durch den Druck von unten in Streckung gebracht. Sie senken jetzt den gestreckten linken Arm zur Seite nach hinten ab, drücken diesen nach vor bis zur Körpermitte und bringen nun durch Druck von unten nach oben den rechten Arm in die Streckung. Beginnen Sie von neuem mit dem rechten Arm. – **Abb. 71**

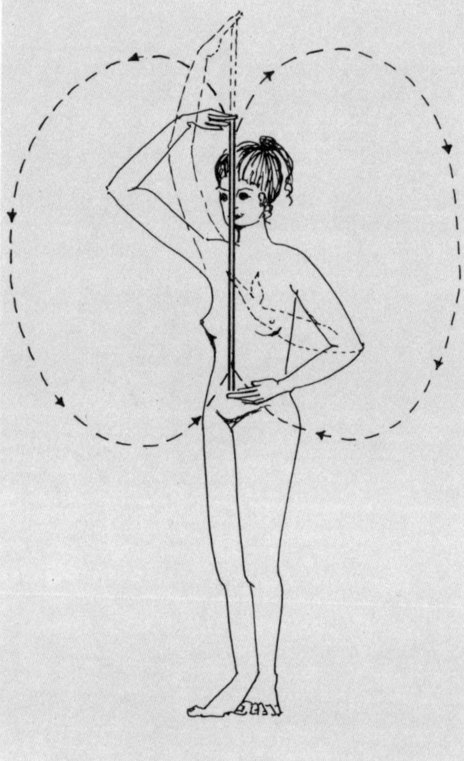

Abb. 71

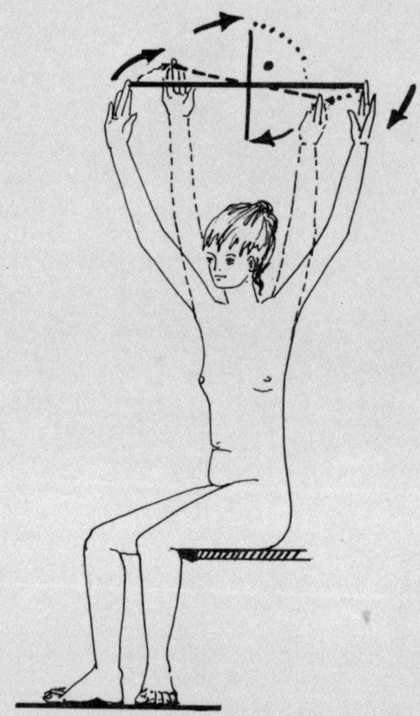

Abb. 72

S: Stabhaltung wie oben. Diesmal bleibt der untere Mittelfinger an seinem Platz, und der gestreckte obere Arm zieht Kreise von vorne nach außen und nach hinten. Wechseln Sie den Arm.
Ss, S: Die Mittelfinger halten den Stab an den Enden quer über den Kopf, die Arme sind gestreckt. Drehen Sie nun die Arme – den einen nach vor, den anderen zurück –, bis der Stab um 90 Grad zur Ausgangsstellung gedreht ist (ein Ende zeigt nach vorne und das andere Ende nach hinten). Das gleiche auch auf die andere Seite. Führen Sie die Bewegung nur aus dem Schultergelenk durch. – **Abb. 72**
S: Gleiche Übung wie oben. Beine grätschen. Wenn der Stab nach vorne zeigt, den Oberkörper langsam mit langgezogener Wirbelsäule vorbeugen, so daß der Stab zwischen den Beinen nach hinten weist. Den Oberkörper wieder durch Verstärkung des Bodenkontaktes nach oben in die Ausgangsstellung bringen.

S: Die Handflächen vor dem Körper auf das obere Ende des Stabes legen, dessen unteres Ende vor der Körpermitte am Boden steht. Handfläche auf den Handrücken legen, so daß die beiden Mittelfinger übereinandergestreckt nach vorne zeigen, Ellbogen liegen nicht am Körper an. Ziehen Sie nun die Mittelfinger nach vorne lang und nehmen Sie den Körper mit. Halten Sie Bodenkontakt und betrachten Sie den gesamten Körper als Einheit. Stützen Sie sich nicht am Stab auf und vermeiden Sie das Durchdrücken der Kniekehlen. Nun lösen Sie die Spannung wieder und beginnen von neuem mit Mittelfingerführung, so daß eine schwingende Bewegung entsteht. *Halten Sie immer guten Bodenkontakt!* Handwechsel.
S: Ausgangsstellung wie oben, diesmal mit Mittelfingerführung Kreise und Achterschleifen ziehen, die Sie in der Mitte nach vor zur jeweiligen Seite beginnen. Wechseln Sie auch die Richtung beim Kreisen.

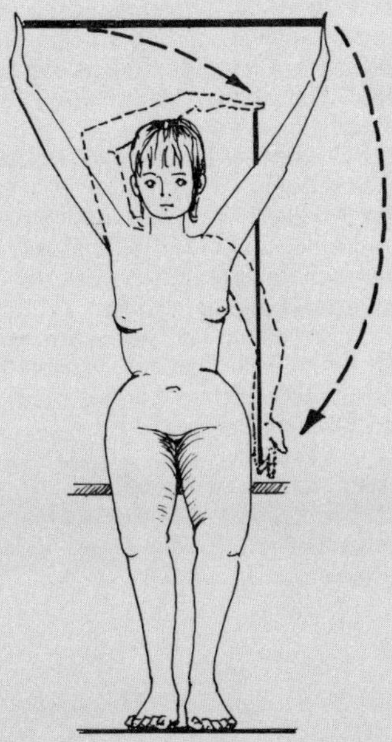

Abb. 73

Ss, S: Die Mittelfinger halten den Stab an den Enden quer über den Kopf. Die Arme sind gestreckt. Senken Sie den gestreckten rechten Arm neben dem Körper zur Seite ab. Der linke Arm wandert gleichzeitig über den Kopf zur gleichen Seite nach rechts. Nun befindet sich der Stab rechts neben dem Körper. Der rechte Mittelfinger drückt den Stab nach oben, und es beginnt die gleiche Bewegung über die Ausgangsstellung hinaus auch zur anderen Seite. – **Abb. 73**

S: Den Stab waagrecht im Bereich der Gesäßmitte halten und mit den gestreckten Handflächen nach vorne drücken. Ellbogen liegen nicht am Körper an. Nun abwechselnd mit der rechten und linken Handfläche nach vorne drücken. Der Stab bleibt am Gesäß. Nehmen Sie den gesamten Körper mit der Bewegung mit. Es entsteht nach links und rechts eine schwingende Drehbewegung.

Ss: Stab über den Rücken in die gebeugten Ellbogengelenke legen. Mittelfinger zeigen nach vorne und die Handflächen zueinander. Oberarme und Unterarme liegen nicht am Körper an. Strecken Sie jetzt im Wechsel den rechten und linken Mittelfinger nach vorne, so daß sich eine Drehbewegung des Oberkörpers aus dem Becken ergibt. Wichtig: *kurzziehen!*

S: Dieselbe Übung können Sie auch im Stehen durchführen, nur umfaßt hier die Drehbewegung den ganzen Körper. *Hohlkreuzgefahr, daher kurzziehen!*

Ss, S: Den Stab wieder über den Rücken in die gebeugten Ellbogengelenke legen. Neigen Sie sich mit Mittelfingerführung und langgezogener Wirbelsäule vor (kurzziehen). Richten Sie sich über den Bodenkontakt wieder auf.

Ss, S: Neigen Sie sich mit der gleichen Stabhaltung, mit gehaltener Mitte, auch nach rechts und links zur Seite hinunter (kurzziehen) und kehren Sie wieder in die Ausgangsstellung zurück.

Der Arm

Der gesamte Arm setzt sich aus dem Ober- und Unterarm und der Hand mit den Fingern zusammen.
Der **Oberarm** ist ein starker Röhrenknochen. Er wird unter anderem von dem sicher bekanntesten Muskel, dem *Bizeps,* dann vom *Trizeps* und vom *Deltamuskel* umgeben. Der Bizeps beugt den Arm, der Trizeps streckt ihn, und der Deltamuskel hebt ihn. Um die Beugung und Streckung des Armes zu ermöglichen, gibt es das *Ellbogengelenk.* Dieses ist ein Scharniergelenk und läßt – aufgrund seiner knöchernen Führung – keine anderen Bewegungen zu. Es ist durch starke Bänder gesichert.
Der **Unterarm** wird aus zwei Knochen, der *Elle* und der *Speiche,* gebildet und ist mit den Handwurzelknochen gelenkig verbunden. Die Elle liegt an der Kleinfingerseite und wird beim Einwärtsdrehen des Unterarmes von der Speiche überlagert.

Die **Hände** besitzen einen äußerst komplizierten Aufbau. Man kann sie in die *Handwurzel,* die *Mittelhand* und die *Finger* gliedern. Die Handwurzel setzt sich aus acht Knochen, die in zwei Viererreihen angeordnet sind, zusammen:
1. Reihe: Kahnbein, Mondbein, Dreieckbein, Erbsenbein
2. Reihe: Großes und kleines Vieleckbein, Kopfbein, Hakenbein
Die Handwurzel ist durch das „quere Handband“ gesichert. Die Mittelhand wird aus fünf Röhrenknochen gebildet, wobei der des Daumens kürzer ist als die anderen.
Die Finger bestehen aus fünf Grundgliedern (erste Reihe), fünf Mittelgliedern (zweite Reihe) und vier Endgliedern (dritte Reihe), da die Daumen nur zwei Glieder besitzen.
Durch die überwiegenden Greifbewegungen befindet sich die Hand vorwiegend in Beugehaltung. Daher besteht die Möglichkeit, daß man die Fähigkeit verliert, die Hand wieder richtig durchstrecken zu können.

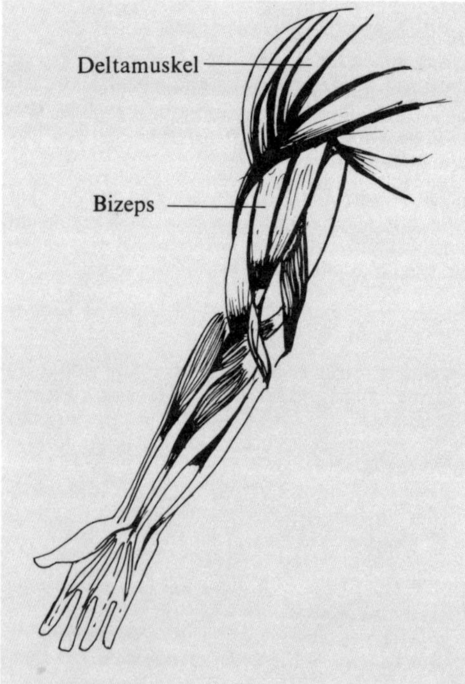

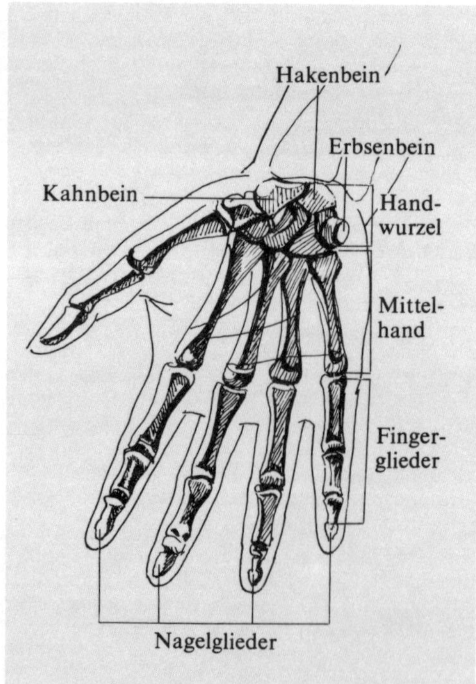

Oberarm

Übungen:

Bei jeder Armbewegung soll der Oberarm führend mitarbeiten. Achten Sie außerdem darauf, daß die Ellbogen vom Körper entfernt sind!

Ss: Oberarme seitlich auf Schulterhöhe heben (Unterarme hängen abgewinkelt zu Boden), Schultern nicht heben, die Unterarme folgen erst jetzt in der Aufwärtsbewegung, bis sie senkrecht nach oben zeigen (Handgelenke hängen locker herab). Zuletzt heben Sie die Hände, bis die Handflächen nach oben zeigen, und beginnen gleichzeitig wieder die Abwärtsbewegung. Senken Sie zuerst die Oberarme (Unterarme und Hände zeigen noch nach oben), dann die Unterarme (Finger zeigen nach oben) und schließlich die Hände. Diese Bewegung sollte fließend sein.

Ss, S: Oberarme bis zur Waagrechten heben (Unterarme hängen), dann folgen die Unterarme, bis sie ebenfalls waagrecht sind (Hände hängen). Beginnen Sie nun aus dieser Stellung mit den Händen zu kreisen (vorne nach oben und hinten absenken). Lassen Sie die Hände wieder hängen und kreisen Sie mit den Armen zurück (vorne hoch, hinten hinunter). Als weitere Variante federn Sie die seitwärts gestreckten Arme (Hände hängen immer noch) langsam und leicht nach hinten (Oberarmführung!).

Ss, S: Oberarme wieder waagrecht auf Schulterhöhe heben, Unterarme folgen, Hände folgen. Ziehen Sie im Wechsel den rechten und den linken Mittelfinger lang (in die „Ewigkeit" ziehen), bis Sie den Zug in der gehaltenen Körpermitte spüren. Schließlich beide Mittelfinger gleichzeitig langziehen. *Bodenkontakt, kurzziehen!*

Ss, S: Armhaltung wie oben. Kreisen Sie langsam mit langgezogenem Mittelfinger nach hinten. Vollführen Sie auch liegende Achterschleifen, die Sie vorne hoch beginnen und nach hinten absenken. Lassen Sie aber den Mittelfingerzug nicht schwächer werden oder die Arme sinken! Mit den Kreisen und Achterschleifen immer kleiner und kleiner werden. Federn Sie ebenfalls mit Mittelfingerzug leicht nach hinten.

Ss, S: Armhaltung wie oben. Ziehen Sie wieder die Mittelfinger lang und drehen Sie die Handflächen mehrmals nach oben (Daumen führen diese Bewegung an) und wieder zurück. *Verstärken* Sie den *Bodenkontakt* und lächeln Sie!

Ss, S: Armhaltung wie oben. Ziehen Sie die kleinen Finger lang und drehen Sie die Handflächen hinauf (gleichzeitig Verstärken des Bodenkontaktes), bis die gestreckten Kleinfingerkanten nach oben zeigen (*kurzziehen!*).

Ss, S: Armhaltung wie oben. Diesmal zeigen jedoch die Handflächen nach oben (Daumen zieht hinten zu Boden). Stellen Sie sich vor, auf Ihren Handflächen würde je eine flache Tasse stehen. Heben und senken Sie die Arme, ziehen Sie auch kleine Kreise und federn Sie leicht mit Oberarmführung nach hinten (*kurzziehen!*). Lächeln Sie!

Ss, S: Oberarme wieder auf Schulterhöhe heben. Winkeln Sie den Unterarm an, so daß die Handflächen zum Körper und die Finger zueinander zeigen. Die Ellbogen weisen nach außen und liegen etwas höher als die Hände. Heben und senken Sie mit Muskelzug die Oberarme (Winkbewegung mit Oberarmführung), so daß einmal die Hände und einmal die Ellbogen höher sind.
Es ist besonders wichtig, diese Übung langsam und rund durchzuführen. Lassen Sie die Schultern dabei ruhig, heben Sie sie nicht!

Ss, S: Die gleiche Übung wie oben, nur als Ganzkörperübung. Verstärken Sie beim Senken der Oberarme den Bodenkontakt, ziehen Sie gleichzeitig die Wirbelsäule lang und die Mitte kurz und lösen Sie die Spannung beim Heben der Oberarme wieder.

Ss, S: Heben Sie den rechten Arm gestreckt nach oben und beugen Sie das Handgelenk, so daß die Handfläche mit den gestreckten Fingern in Richtung Kopf zeigt, Ellbogen zeigt nach außen. Beginnen Sie, mit der Hand waagrecht liegende Kreise nach rechts außen (im Uhrzeigersinn) über dem Kopf zu zeichnen. Beugen Sie beim Kreisen langsam den Arm (Ellbogen weist nach außen), bis Sie die Haare berühren. Handwechsel. – **Abb. 74**

Ss, S: Wie oben. Handflächen zeigen diesmal aber nach oben.

Ss, S: Oberarme bis zur Waagrechten heben, Unterarme locker hängen lassen. Heben und senken Sie langsam die Oberarme ein wenig aus dem Schultergelenk (Schultern jedoch nicht mitnehmen), zirka achtmal. Wandern Sie mit den Oberarmen auf- und abfedernd nach vor und wieder zurück in die Ausgangsstellung (zirka achtmal heben und senken). In gleicher Weise auch nach hinten üben (zirka achtmal). – **Abb. 75.** *Kein Hohlkreuz, keinen Rundrücken! Bodenkontakt! Brustkorb oben halten!*
Diese Übung dient speziell der Aktivierung des *Deltamuskels.* Achten Sie auf kleinste Bewegungen.

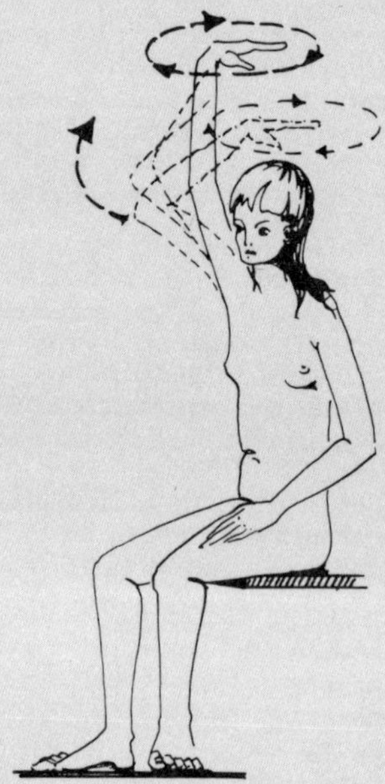

Abb. 74

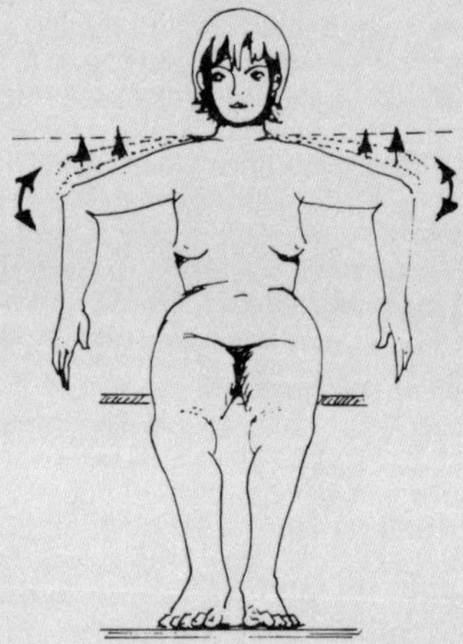

Abb. 75

Ss, S: Armhaltung wie oben. Zeichnen Sie mit den Ellbogen kleine Kreise und liegende Achterschleifen (vorne hoch, nach hinten absenken) in die Luft (Schultern nicht heben). Lächeln Sie! Werden Sie mit den Bewegungen immer kleiner und führen Sie diese Übungen ganz langsam aus.

Ss, S: Oberarme wieder bis zur Waagrechten heben, Unterarme folgen, Hände folgen und Handflächen nach oben drehen. Die gestreckten Mittelfinger von oben auf die Schultern legen, Ellbogen zeigen nach außen (Oberarme waagrecht halten und nicht absenken!). Bodenkontakt verstärken und gleichzeitig die Wirbelsäule langziehen. Aus dieser Grundhaltung jetzt den ganzen Oberkörper im Wechsel rechts und links über die gehaltene Mitte nach hinten drehen (Oberarm, der nach hinten dreht, führt!).

Ss, S: Die Oberarme werden auf Schulterhöhe gehoben, dann die Unterarme und zuletzt die Hände (Mittelfinger ist Führungsfinger). Heben Sie die Finger senkrecht nach oben und senken Sie gleichzeitig die leicht gebeugten Arme ab (Ellbogen senkt sich mit Oberarmführung ab, dann die Unterarme absenken, bis diese nach unten zeigen). Jetzt heben sich wieder die Oberarme, und die Unterarme sowie die Hände folgen. Ziehen Sie die Finger nach oben und beginnen Sie den Bewegungsablauf von neuem. – **Abb. 76**
Dieses Aufundabschwingen gleicht dem Flügelschlag eines Vogels. Die Arme werden zu Flügeln. Wenn das Handgelenk hinuntergeht, wandert die Hand (Finger) hinauf und umgekehrt. Erkennen Sie die Gegensätzlichkeit zwischen Hand und Handgelenk.

Ss, S: Heben Sie nacheinander den rechten Oberarm, dann den Unterarm und die Hand, bis der Arm senkrecht nach oben zeigt. Erfassen Sie in dieser Stellung ein gedachtes Seil und ziehen Sie dieses mit Muskelzug bis zum Oberschenkel herunter. Ziehen Sie gleichzeitig die Wirbelsäule über den Bodenkontakt nach oben (**Abb. 77**). Machen Sie dasselbe mit dem linken Arm und ziehen Sie schließlich mit beiden Händen je ein gedachtes Seil herunter (vgl. Seilzug bei alten Kirchenglocken).

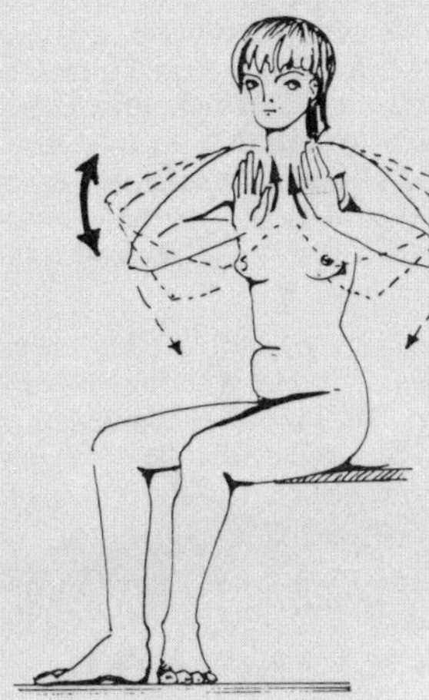

Abb. 76

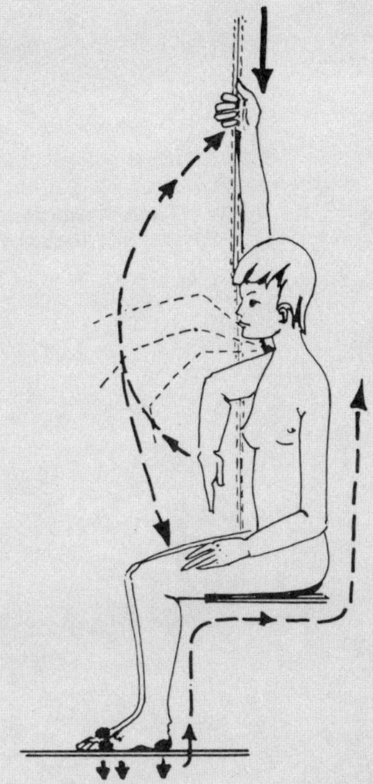

Abb. 77

Ss, S: Handflächen zeigen in Schulterhöhe zum Körper, Oberarme und Ellbogen waagrecht nach außen. Führen Sie die Handrücken (Handgelenk) langsam nach außen, bis die Arme und die Finger seitwärts gestreckt sind. Bei der Rückbewegung führen die beiden Handgrundgelenke (Finger zeigen gestreckt nach außen): Sie ziehen zueinander und gehen schließlich übereinander, bis die Unterarme leicht gekreuzt sind. Legen Sie sie dabei nicht am Körper an. Beugen Sie die Handgelenke auf die andere Seite, führen Sie wieder die Handrücken nach außen, und die Bewegung beginnt von neuem.

Ss, S: Arme weit ausbreiten, als würden Sie jemanden umarmen. Nun abwechselnd die Handflächen mit Mittelfingerzug zur Brust ziehen (Hände und Unterarme bilden eine Einheit).

Ss, S: Handflächen zeigen in Brusthöhe vom Körper weg nach vorne, die Ellbogen nach außen und die Finger (gestreckt) nach oben. Nun abwechselnd das rechte und das linke Handgrundgelenk mit Oberarmführung nach vorne schieben, als würden Sie mit den Handgelenken etwas wegschieben wollen. *Bodenkontakt!*

Ss, S: Kombinieren Sie die letzten beiden Übungen. Einmal beide Handflächen zum Körper ziehen, dann die Handgrundgelenke wegschieben („Komm her – geh weg!").

Ss, S: Die vorhergehenden Übungen im Wechsel: rechte Handfläche zieht in Richtung Brust, linkes Handgrundgelenk schiebt weg – und umgekehrt.

Ss, S: Zeichnen Sie mit der Hand einen großen Bogen in die Luft: Beginnen Sie von der Körpermitte aus. Handfläche zeigt in Brusthöhe nach oben. Führen Sie die Handfläche mit Oberarmführung in weitem Bogen nach außen. Zuerst den Oberarm etwas heben, dann den Unterarm öffnen, zuletzt die Finger nach vorne strecken – die Ellbogen weisen nach außen wie bei einer großzügigen, offenen Geste –, und nun bringen Sie die Arme wieder zum Körper, als würden Sie jemanden umarmen. *Keinen Rundrücken machen!* Lächeln.

Unterarm

Übungen:

Ss: Oberarme in Schulterhöhe waagrecht halten, so daß die Unterarme locker zu Boden hängen (*kein Hohlkreuz* und *keinen Rundrücken* machen!). Lassen Sie die Unterarme locker vor und zurück, nach links und nach rechts pendeln (**Abb. 78**). In weiterer Folge können Sie Kreise und dann auch Achterschleifen ziehen (in der Mitte vor und außen zurück). Oberarme ruhig lassen.

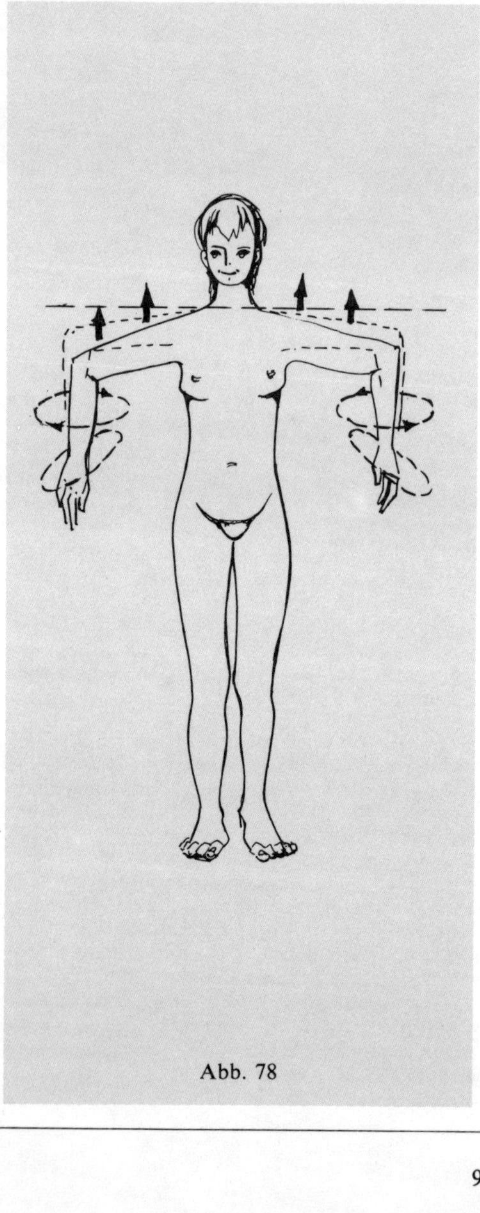

Abb. 78

Ss: Diese Übung kann auch im Gleichklang mit den Oberschenkeln ausgeführt werden. Armhaltung wie oben. Heben Sie jetzt den rechten Oberschenkel an, so daß der Unterschenkel frei herunterhängt. Drehen Sie das Knie leicht nach außen. Führen Sie die gleichen Bewegungen, die der Unterarm macht, auch mit dem Unterschenkel aus (pendeln, kreisen, Achterschleifen ziehen). Wechseln Sie das Bein und den Arm. – **Abb. 79**
Diese Übung können Sie beliebig variieren: rechter Unterarm und rechter Unterschenkel, links – links, aber auch rechts – links und links – rechts (Körpermitte halten).

Ss: Armhaltung wie oben. Stellen Sie sich jedoch vor, an Ihren Händen wären schwere Gewichte angebunden. Die Handflächen zeigen zum Körper. Führen Sie wieder die gleichen Bewegungen mit den Unterarmen durch (pendeln, kreisen, Achterschleifen ziehen).

Ss: Armhaltung wie oben. Kreisen Sie mit den Händen aus den Handgrundgelenken (in der Mitte nach vor und außen zurück).

Ss, S: Ober- und Unterarme bilden rechte Winkel. Ellbogen sind ein wenig vom Körper entfernt. Die Unterarme weisen nach vorne. Drehen Sie die Handflächen einmal nach oben und wieder nach unten. Denken Sie bewußt an die Unterarme und spüren Sie, wie sich die Speiche über die Elle bewegt.

Ss, S: Stellen Sie sich vor, Sie halten in Brusthöhe einen kleinen Ball (rechte Hand greift von unten, linke von oben). Ellbogen zeigen nach außen. Halten Sie die Oberarme ruhig und wechseln Sie mit der rechten und mit der linken Hand den Platz. (Obere Hand dreht sich von oben nach unten und die untere Hand von unten nach oben, Handflächen zeigen zueinander.) Diese Übung heißt **Knödelformen. – Abb. 80**

Ss: Unter- und Oberarme bilden rechte Winkel, Unterarme und Hände eine Einheit, die Handflächen schauen zueinander, und die Finger zeigen gerade nach vorne. Die Oberarme liegen nicht am Körper an. Ziehen Sie die Unterarme – zwischen Ellbogen und Handgelenk – jeweils gegen eine gedachte Schaumgummiarmlehne in Richtung Boden. Verstärken Sie beim Abwärtszug der Unterarme den Bodenkontakt und ziehen Sie die Mitte kurz, jedoch die Wirbelsäule lang! Erleben Sie, wie sich der Brustkorb hebt.

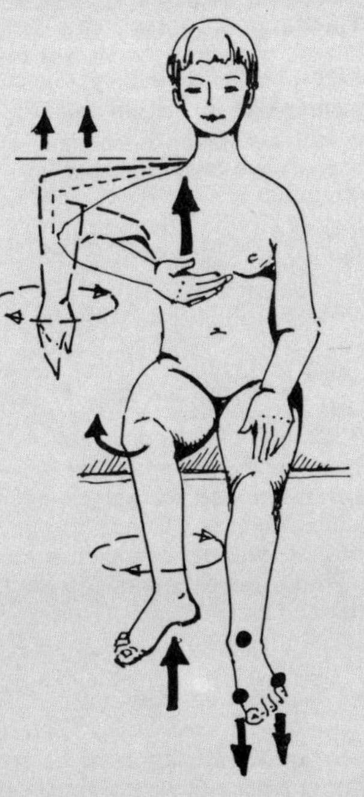

Abb. 79

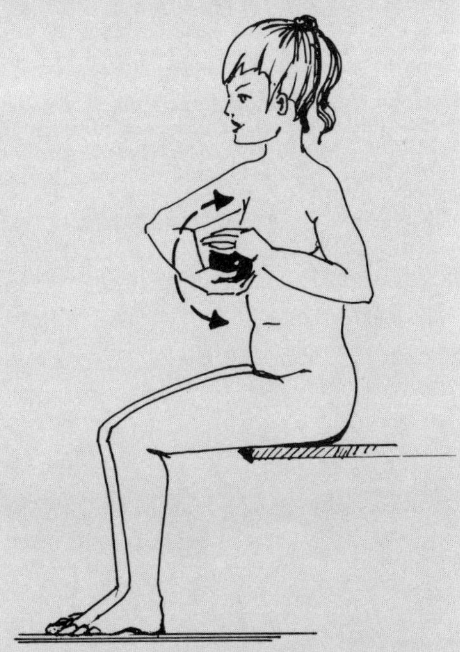

Abb. 80

Finger

Ss, S: Beide Handflächen in Brusthöhe aneinanderlegen. Finger zeigen nach oben (Gebetshaltung). Drücken Sie nun zuerst die Daumenballen federnd gegeneinander (*Hautkontakt nicht lösen!*), als nächstes die Kleinfingerkante (*Hautkontakt bleibt immer aufrecht!*), in weiterer Folge die gesamten Fingergrundgelenke, dann die unterste Reihe der Fingerpolster, schließlich die zweite Reihe und als letztes die Fingerkuppen.

Ss, S: Alle Handpolster vom Daumenballen über Fingergrundgelenke und Fingerpolster bis zu den Fingerkuppen aneinandersaugen und wieder lösen (*Hautkontakt bleibt bestehen!*). Es entsteht ein Pumpeffekt. – **Abb. 81**

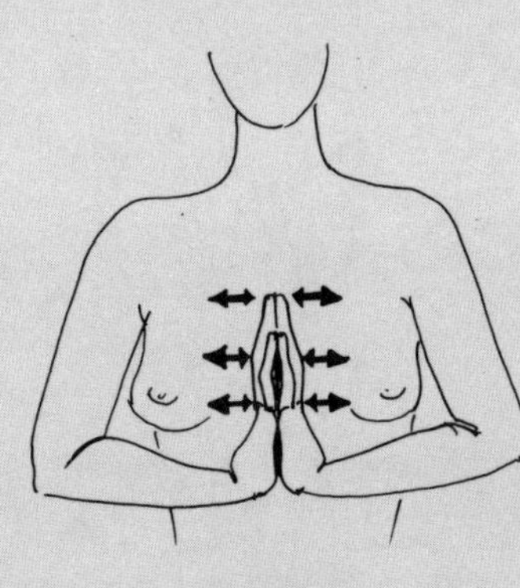

Abb. 81

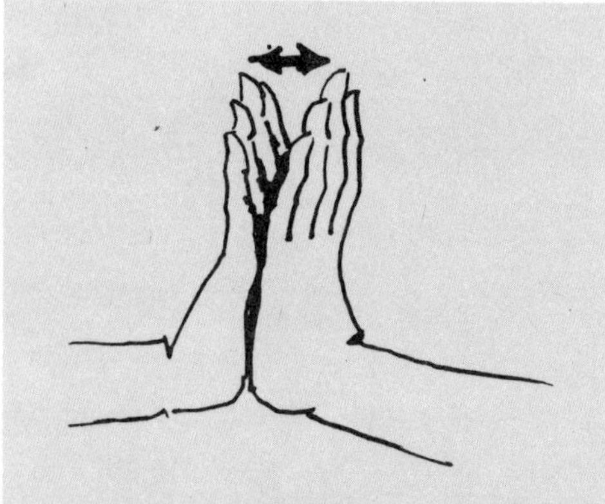

Abb. 82

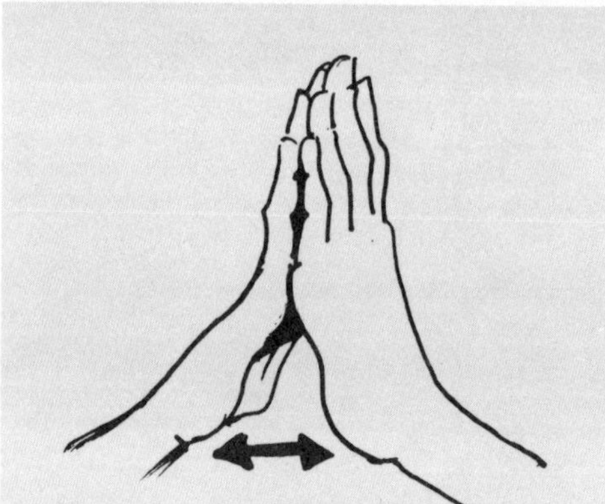

Abb. 83

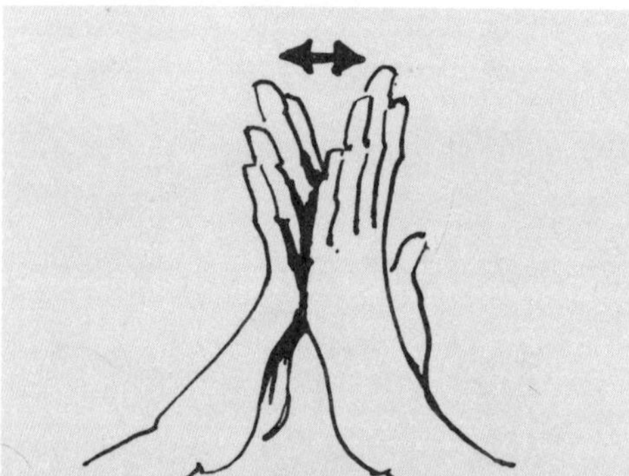

Abb. 84

Ss: Wie oben. Saugen Sie alle Handpolster aneinander. Handflächen wenige Millimeter gegeneinander verschieben, ohne die Spannung zu lösen. Nur den Spielraum ausnützen, den die Haut bietet. Zuerst nach oben und unten, vor und zurück und schließlich gegeneinander kreisen. Beachten Sie den *Bodenkontakt!* Lächeln Sie. Vergessen Sie aber trotz voller Konzentration auf die Finger nicht die korrekte Körperhaltung.

Ss: Handflächen wieder in Brusthöhe aneinanderlegen. Ellbogen zeigen diesmal nach außen (Finger nach oben). Versuchen Sie jetzt, aus dieser Stellung die geschlossenen Finger bis zu den Grundgelenken nach links und rechts in Richtung Ellbogen auseinanderzuziehen. – **Abb. 82**
Hilfestellung: Ziehen Sie die einzelnen Fingerabschnitte (Kuppen, zweite und erste Reihe der Fingerpolster) nach außen. *Fingergrundgelenke nicht öffnen!* Lösen Sie die Spannung in umgekehrter Reihenfolge.
Diese Übung ist anfangs ziemlich schwer, doch mit zunehmender Praxis aktivieren Sie Ihre Fingermuskeln.

Ss, S: Handhaltung wie oben. Nun die Finger beieinander lassen und den unteren Teil der Handflächen auseinanderziehen. Fingergrundgelenke bleiben jedoch beisammen. Lassen Sie die Ellbogen ruhig und ziehen Sie die Handgelenke auseinander. – **Abb. 83**

Ss, S: Sie können die beiden vorhergehenden Übungen verbinden, indem Sie abwechselnd den oberen und den unteren Teil der Handfläche auseinanderziehen, ohne jedoch die Fingergrundgelenke zu lösen. – **Abb. 84**

Ss: Handflächen ungefähr auf die Mitte der Oberschenkel legen, die Finger zeigen dabei in Richtung Knie. Ellbogen sind vom Körper abgehoben. Drücken Sie zuerst die Handwurzelknochen in die Oberschenkel, dann die Fingergrundgelenke und schließlich die Finger, und lösen Sie dazwischen jedesmal die Spannung, ohne aber die Handflächen abzuheben. Lassen Sie diese Pumpbewegung immer kleiner werden, bis sie zuletzt innerkörperlich und somit fast unsichtbar wird.

Ss: Ausgangsstellung wie oben. Heben Sie nur die Finger vom Oberschenkel ab, ohne jedoch die Fingergrundgelenke zu lösen (**Abb. 85**).
Führen Sie die Übung in gleicher Weise mit dem anderen Teil der Handfläche (Handwurzel) durch, indem Sie die Finger bis zu den Grundgelenken in den Oberschenkel drücken und den

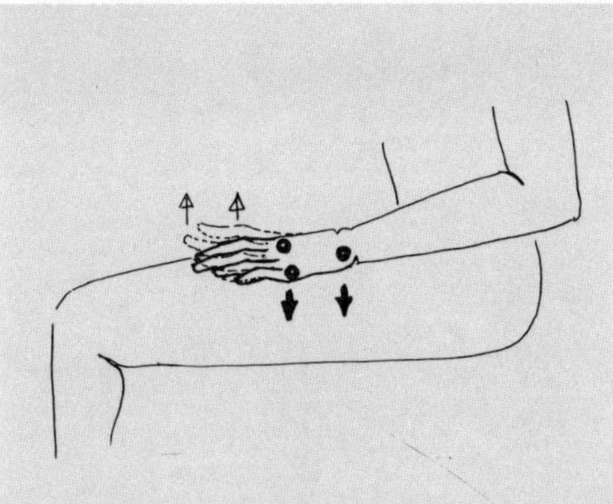

Abb. 85

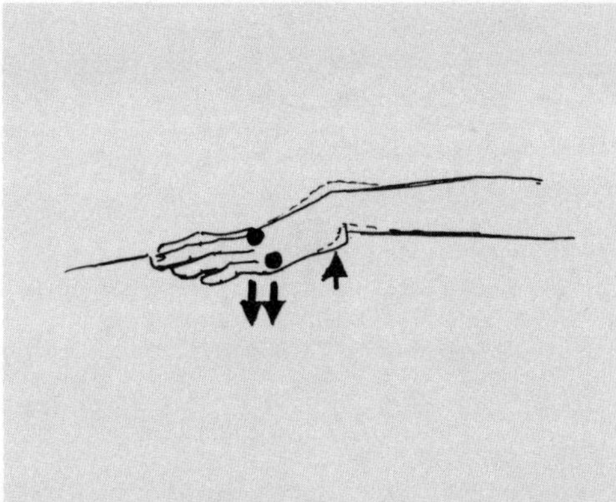

Abb. 86

restlichen Teil der Handfläche heben und dabei kurzziehen (**Abb. 86**).
Es ist wichtig, die Fingergrundgelenke nicht mitzuheben, um so wieder das Gefühl für die einzelnen Teile der Hand zu bekommen und diese durchstrecken zu lernen. Variieren Sie die Übung, indem Sie abwechselnd den oberen Teil (Finger) und den unteren Teil der Handfläche (Handwurzel) abheben. Es ergibt sich eine Schaukelbewegung um die Fingergrundgelenke, die als Mittelachse auf den Oberschenkeln fest bleiben.
Eine weitere Variante besteht darin, daß Sie, während Sie die Finger der rechten Hand abheben, das Handgrundgelenk der linken Hand ebenfalls in die Höhe ziehen und immer gegengleich wechseln.

Ss: Die Hände ruhen wieder auf den Oberschenkeln. Stellen Sie sich vor, Ihre Fingergrundgelenke wären angeklebt. Heben Sie nun federnd die Finger und die Handgrundgelenke gleichzeitig nach oben, lösen Sie die Spannung wieder und drücken Sie die Finger und die Handwurzeln jetzt in die Oberschenkel (Finger aber gestreckt lassen). Beginnen Sie diese Übung von vorne. *Halten Sie Bodenkontakt!* Lächeln.

Ss, S: Fingerspitzen berühren sich in Brusthöhe. Die Ellbogen zeigen schräg nach außen zu Boden. Rollen Sie die Finger über die einzelnen Fingerglieder (erstes, zweites, drittes Glied) zu den Fingergrundgelenken ab. Das Öffnen der Finger erfolgt in umgekehrter Reihenfolge. *Kurzziehen, Bodenkontakt halten!*

Ss, S: Haben Sie Schwierigkeiten, die Finger richtig in Streckung zu bringen, so legen Sie die Finger der rechten Hand auf die Handfläche der linken Hand, so daß der rechte Mittelfinger auf den linken Fingergrundgelenken zu liegen kommt. Legen Sie nun den linken Daumen auf den rechten Handrücken (erste Reihe der Fingergelenke). Drücken Sie den linken Daumen federnd auf die Gelenke und die linke Zeigefingerkante hinauf. Es ergibt sich eine Streckung der Finger der rechten Hand. Wechseln Sie die Hände. – **Abb. 87**

Ss, S: Hände in Brusthöhe wie zum Gebet falten (Finger zeigen nach oben und die Ellbogen nach außen). Die Finger der rechten Hand drücken die der linken nach links und umgekehrt (linke Finger drücken rechte nach rechts). Es bewegen sich jedoch nur die Finger, nicht die ganze Hand!

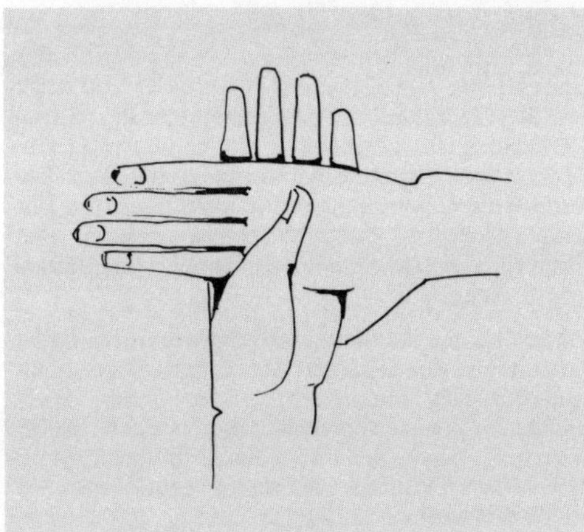

Abb. 87

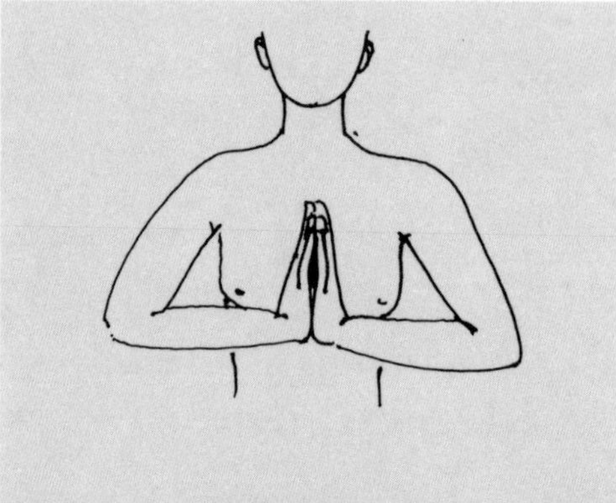

Abb. 88a

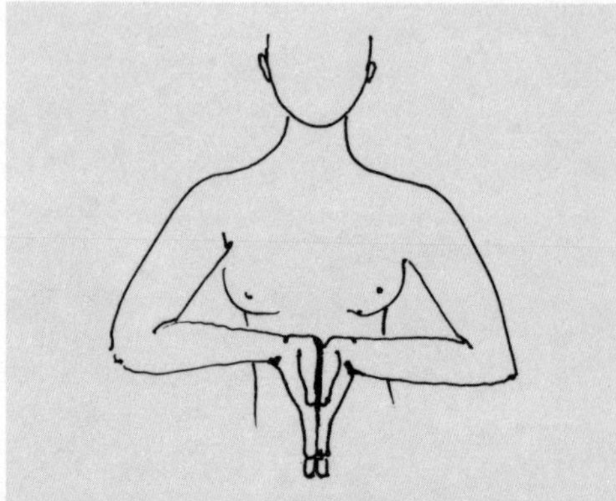

Abb. 88b

Ss, S: Handhaltung wie oben (**Abb. 88a**). Drehen Sie die geschlossenen Hände nach vor, bis die Finger senkrecht zu Boden weisen (**Abb. 88b**). Öffnen Sie jetzt die Handflächen, indem Sie mit dem kleinen Finger beginnen und die beiden Daumen und die Außenkanten der Zeigefinger beisammen lassen (**Abb. 88c**). Schließen Sie die Handrücken und drehen Sie diese nun beim Körper vor der Brust nach oben (**Abb. 88d**). Öffnen Sie in der Senkrechten die Handrücken von der Daumenseite her vom Körper weg (Kleinfingerkante bleibt geschlossen), und schließen Sie die Handflächen zur senkrechten Ausgangslage in die Gebetshaltung.

Ss, S: Gebetshaltung. Öffnen Sie die Handfläche mit den Fingern bis zu den Handgrundgelenken, so daß dazwischen ein Ball Platz hätte. Die Handwurzeln bleiben geschlossen. Bewegen Sie ein jeweils gegenüberliegendes Fingerpaar (beginnend mit dem Daumen) zueinander und drükken Sie die Fingerkuppen gegeneinander. Lösen Sie diese Spannung und strecken Sie dieses Fingerpaar in die andere Richtung nach außen. Setzen Sie die Übung immer mit dem nächsten Fingerpaar fort und versuchen Sie es auch mit allen Fingern gleichzeitig (Wechselspiel von Beugen und Strecken).

Ss, S: Gleiche Ausgangsstellung wie oben. Es berührt zuerst der Daumen der rechten Hand nacheinander alle Fingerkuppen der linken Hand (beugen, gegeneinanderdrücken, nach außen strecken), üben Sie dann auch umgekehrt mit dem linken Daumen und den Fingerkuppen der rechten Hand.

Ss, S: Strecken Sie die Finger einmal richtig durch, so daß Sie ein Ziehen in den Händen verspüren und sich die Handrücken durchbiegen. Lösen Sie die Spannung und beginnen Sie wieder von neuem. Es sollte sich daraus ein federnder Bewegungsablauf ergeben.

Ss, S: Spreizen Sie die durchgestreckten Finger langsam auseinander. Schließen Sie diese wieder gegen einen gedachten Widerstand zwischen den einzelnen Fingern.

Ss, S: Handflächen zeigen in Brusthöhe nach vor. Ellbogen leicht nach außen drehen. Die Finger sind nach oben gestreckt und geschlossen. Versuchen Sie nun, die Finger einzeln abzuspreizen: zuerst die beiden kleinen Finger nach außen ziehen und wieder schließen, dann die kleinen und die beiden Ringfinger geschlossen halten und gemeinsam nach außen ziehen und wieder zurückbewegen. Schließlich die kleinen Finger, Ring- und Mittelfinger geschlossen lassen, die Zeigefinger zueinander ziehen und wieder schließen.

Ss, S: Handflächen zeigen in Brusthöhe zu Boden. Die Finger weisen vom Körper weg. Die Ellbogen sind vom Körper abgehoben. Ziehen Sie die gestreckten Finger einzeln zu Boden („Klavierspielen" mit gestreckten Fingern). Nach mehrmaliger Wiederholung beugen Sie zur Entspannung Ihre Finger leicht und bewegen Sie sie einzeln nach unten („Klavierspielen" mit gebeugten Fingern).

Ss, S: Handflächen zeigen in Brusthöhe zueinander (Finger gestreckt nach oben). Heben Sie die Ellbogen ein wenig vom Körper ab. Beugen Sie die Finger gemeinsam zuerst im ersten Gelenk (Fingergrundgelenk) um zirka 90 Grad. Das geht ja noch recht einfach, doch beim Abbeugen im

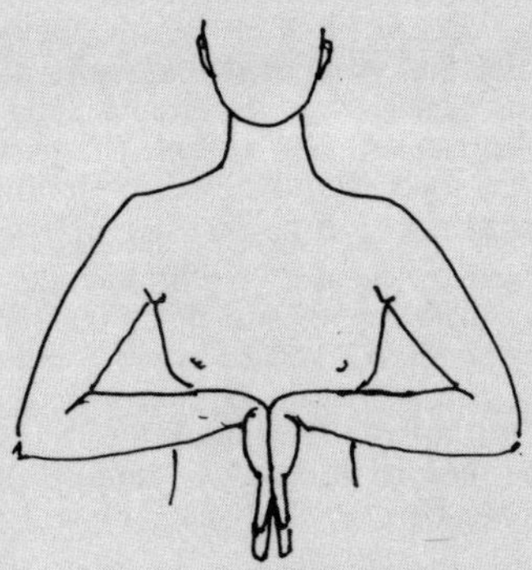
Abb. 88c

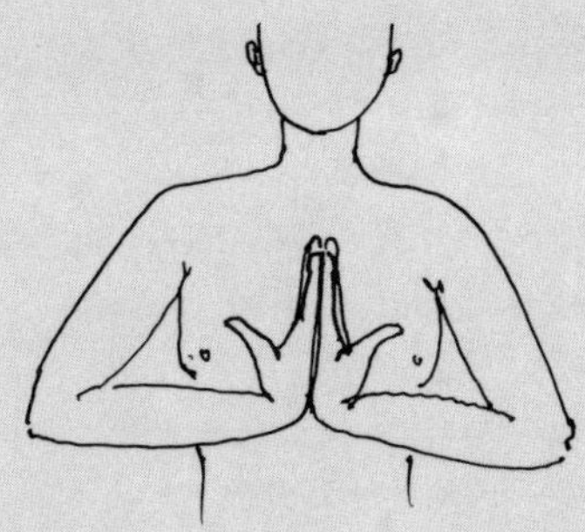
Abb. 88d

zweiten Gelenk treten die ersten Schwierigkeiten auf (erstes Gelenk bleibt gestreckt). Besonders schwer ist das Beugen des letzten Gelenks, wobei die unteren Gelenke gestreckt bleiben sollten. Nehmen Sie vielleicht die andere Hand zu Hilfe, um die anderen Gelenke gestreckt zu halten.

Ss, S: Hände zur Faust ballen, so daß die Fingerspitzen zu den Handgrundgelenken zeigen. Lassen Sie die Fingerkuppen über die Handfläche so weit wie möglich nach oben gleiten (anschließend Streckung der Finger).

Ss, S: Ziehen Sie den Daumenballen zur gestreckten Kleinfingeraußenkante (Daumen nicht beugen) und wieder lösen. Vergessen Sie *nicht* den *Bodenkontakt* und das *Kurzziehen!* Lächeln Sie. – **Abb. 89**

Ss, S: Finger leicht gespreizt schräg nach vorne oben strecken. Ellbogen zeigen nach außen. Aus dieser Stellung mit den einzelnen Fingern Kreise ziehen (immer in der Körpermitte nach oben beginnen und nach außen absenken). Zuerst mit den beiden Daumen, dann mit den Zeigefingern, Mittelfingern usw. Versuchen Sie aber, die restlichen Finger, die gerade nicht kreisen, ruhig zu halten.

Ss, S: Wie oben, nur mit Achterschleifen. Beginnen Sie ebenfalls in der Mitte nach oben, nach außen dann absenken.

Ss: Handflächen auf die Oberschenkel legen. Die Finger zeigen zu den Knien. Lassen Sie die Fingerkuppen jetzt an ihrem Platz und schleifen Sie mit den Handwurzeln – ohne diese abzuheben – langsam auf den Oberschenkeln (zu den Fingerkuppen). Belassen Sie nun die Handwurzeln an ihrem Platz und streifen Sie mit den Fingerkup-

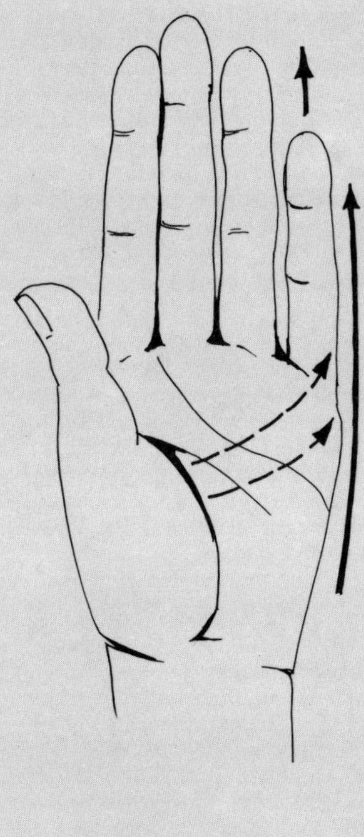
Abb. 89

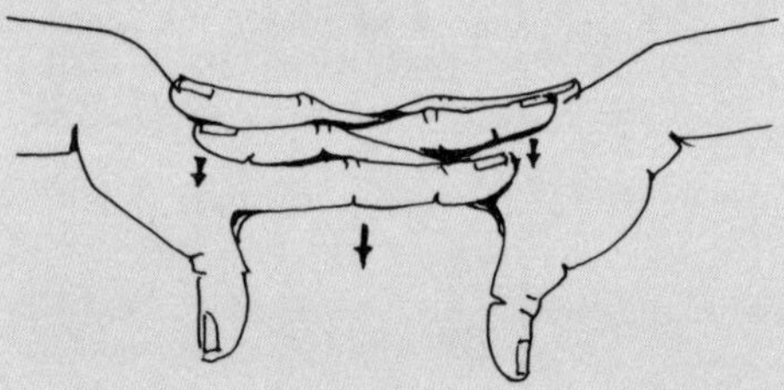

Abb. 90

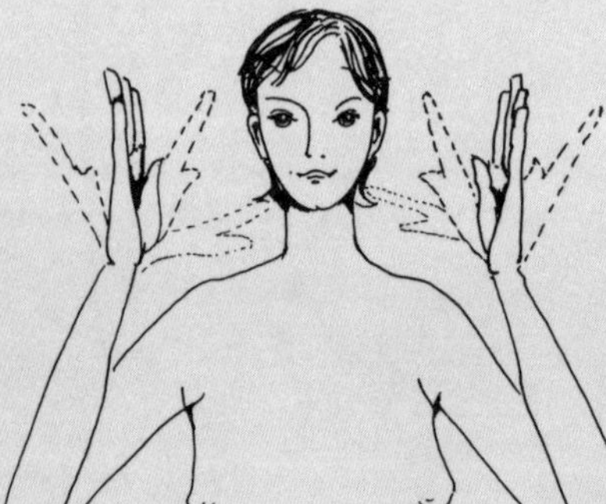

Abb. 91

pen über die Oberschenkel in Richtung Knie, bis die Finger gestreckt sind (Raupenbewegung). Wiederholen Sie, wenn es sich ausgeht, diese Bewegung bis zum Knie und führen Sie die Hände im umgekehrten Ablauf zurück (Fingerkuppen langsam zu den Handwurzeln, Handwurzeln gehen zurück).

Ss, S: Finger ineinander verschränken, so daß jeweils die Fingerkuppen auf den Fingergrundgelenken der anderen Hand zu liegen kommen. Die Finger bleiben gestreckt. Drücken Sie die Kuppen federnd auf die Grundgelenke, so daß sich die Hände durchstrecken. Die Handflächen zeigen bei dieser Übung schräg nach oben. – **Abb. 90**

Ss, S: Handflächen zeigen nach oben. Ellbogen sind leicht vom Körper abgehoben. Legen Sie die Finger einzeln auf die Handinnenfläche (Beugung im jeweiligen Fingergrundgelenk) und wieder strecken. Die anderen Finger jedoch nach Möglichkeit gestreckt lassen. Lächeln Sie bei den Übungen!

Ss, S: Handflächen zeigen in Brusthöhe zueinander, Ellbogen abheben, Finger nach oben strekken. Ziehen Sie jeweils die Fingerkuppen des Daumens und des Zeigefingers derselben Hand zueinander und strecken Sie diese dann wieder nach außen. Dasselbe ebenfalls mit Daumen und Mittelfinger usw.
Die Übung sieht so aus, als würden Sie mit jedem Fingerpaar einen Schnabel nachahmen (immer beugen und wieder nach außen strecken). Vergessen Sie *nicht* auf den *Bodenkontakt,* die *richtige Körperhaltung* und das *Kurzziehen!*

Ss, S: Ellbogen leicht vom Körper abheben. Kreisen Sie mit der gesamten Hand aus den Handwurzeln. Finger sind leicht gestreckt (Kreise in der Mitte nach oben beginnen und nach außen absenken). Ziehen Sie ebenfalls Achterschleifen.

Ss, S: Gebetshaltung. Ziehen Sie nun die gestreckten Handflächen bis zur Handwurzel auseinander, ohne aber die Unterarme zu bewegen.

Ss, S: Handflächen zeigen in Kopfhöhe zueinander (Ellbogen sind vom Körper abgehoben und zeigen schräg in Richtung Boden). Beugen Sie jetzt die gestreckten Hände aus den Handgrundgelenken einmal nach innen zur Körpermitte (Finger zeigen jetzt zueinander) und einmal nach außen (die gestreckten Finger zeigen nach außen zur Seite). – **Abb. 91**

Ss, S: Handflächen zeigen in Brusthöhe nach vorne. Nun mit den beiden Handwurzeln eine gedachte Wand wegschieben, bis die Arme fast gestreckt sind, wobei die Finger nach oben zeigen und die Fingergrundgelenke nicht gebeugt sind (keinen Rundrücken machen!). Führen Sie die Bewegung in Schulterhöhe auch zur jeweiligen Seite (rechte Hand nach rechts, linke Hand nach links) und schließlich nach oben durch.

Ss, S: Als Ganzkörperübung ziehen Sie die beiden Handwurzeln links und rechts neben dem Körper von der Hüfte weg zu Boden. Finger zeigen nach vorne. Mit dieser Abwärtsbewegung verstärken Sie gleichzeitig den Bodenkontakt. Heben Sie sich aus der Mitte und ziehen Sie die Wirbelsäule nach oben lang. – **Abb. 92**

Ss, S: Die gleiche Übung können Sie auch mit durchgestrecktem Fingergrundgelenk ausüben. Statt der Handwurzel ziehen nun die Fingergrundgelenke in die jeweilige Richtung (nach vorne, zur Seite, nach oben und neben dem Körper zu Boden).

Ss, S: Schütteln Sie die Hände einmal richtig kräftig aus den Handgrundgelenken zuerst kurz nach unten und dann nach oben aus.

Ss, S: Handflächen zeigen in Brusthöhe zueinander, die Finger nach oben. Ellbogen sind zirka 45 Grad vom Körper abgehoben. Finger leicht spreizen. Nun ziehen einmal die beiden Kleinfingerkanten nach vorne und einmal die beiden Daumen in Richtung Körper zu Boden. Es entsteht somit eine Winkbewegung aus den Handgelenken. Drehen Sie die Handflächen auch zum Körper und führen Sie diese Wink- oder Fächerbewegung jetzt nach links bzw. rechts bodenwärts durch.

Ss, S: Kontrollieren Sie Ihre Haltung (Bodenkontakt, Schultern zurück und hinunter, kurzziehen)! Die Handflächen berühren sich vor der Brust – Gebetshaltung (Ellbogen sind abgehoben, Finger zeigen nach oben). Streichen Sie nun mit Mittelfingerführung ganz langsam mit der rechten Handinnenfläche über die linke nach oben bis zu den Fingerspitzen (*Hautkontakt halten!*) und wieder zurück. Das gleiche mit der linken Hand. Ein Mittelfinger zieht im Wechsel hinauf und wieder herunter. (Wichtig: *Körpermitte halten!*).

Ss, S: Unter- und Oberarme bilden rechte Winkel und liegen nicht am Körper an. Handgelenke sind gestreckt, und die Handflächen zeigen zu Boden. Ziehen Sie nun die beiden kleinen Finger nach vorne lang und drehen Sie mit intensivem Muskelzug die Handflächen nach oben (wichtig: *Bodenkontakt und kurzziehen, da sonst der Muskelzug nicht durch den ganzen Körper geht*). – **Abb. 93**

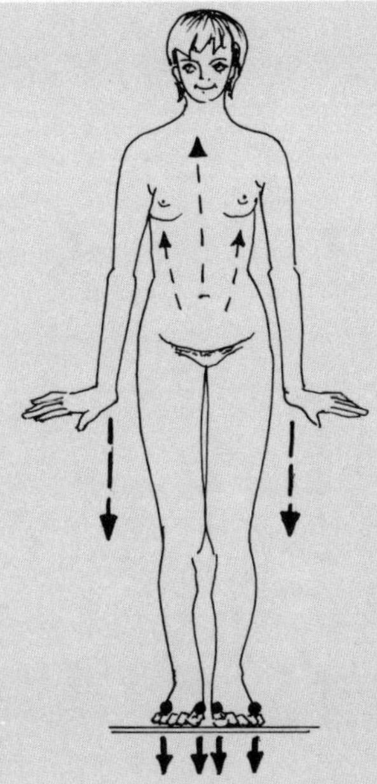

Abb. 92

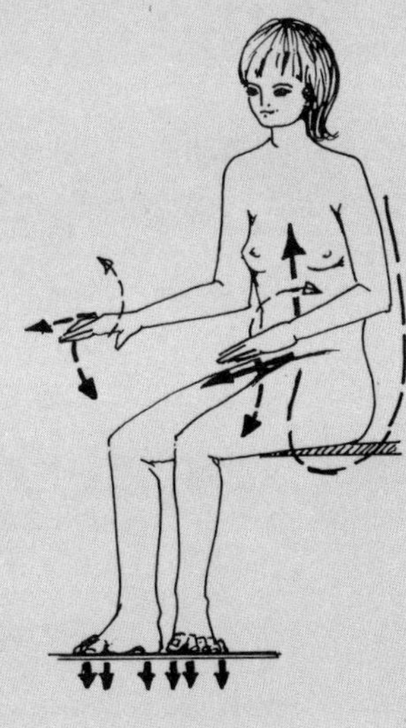

Abb. 93

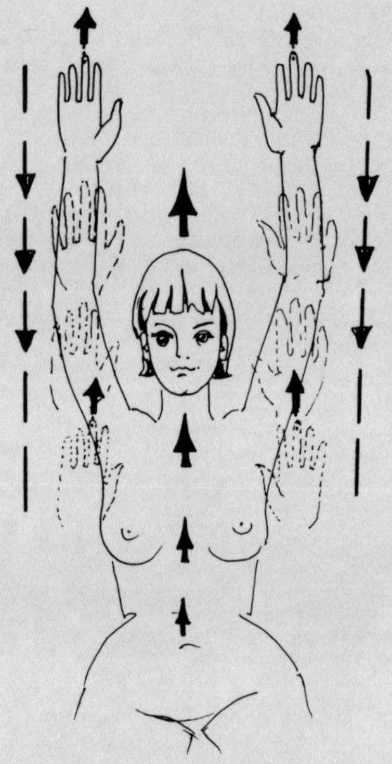

Abb. 94

Es ergibt sich hier ein natürlicher Wechsel von Beugen (Daumen drehen Handflächen wieder zu Boden) und Strecken (Handflächen mit gestreckter Kleinfingerkante und intensivem Muskelzug nach oben drehen).

Ss: Arme sind nach oben gestreckt, Handflächen zeigen nach vorne. Ziehen Sie die beiden Mittelfinger nach oben lang und streifen Sie gleichzeitig mit den Handflächen über eine gedachte Glaswand in Richtung Boden (bis Brusthöhe). Verstärken Sie mit dieser Abwärtsbewegung der Hände den Bodenkontakt und holen Sie die Wirbelsäule aus dem Becken heraus. Ziehen Sie dabei aber kurz, weil sonst leicht ein Hohlkreuz entsteht. Haben die Handflächen die Brusthöhe erreicht, so halten Sie den Zug der Mittelfinger nach oben noch ein wenig aufrecht und lösen ihn dann ganz langsam. Nun spüren Sie, wie sich der Körper entspannt. – **Abb. 94**
Diese Übung ist auch möglich, wenn die Handflächen nach außen zeigen: Ihre Hände streifen mit langgezogenen Mittelfingern seitlich über eine imaginäre Glaswand in Richtung Boden, und Sie spüren, wie der Brustkorb bei gleichzeitiger Verstärkung des Bodenkontaktes nach oben wandert bzw. nach dem Lösen des Mittelfingerzuges nach unten wieder absinkt.

Hände und Finger spielen im täglichen Leben eine bedeutende Rolle, da sie oft unsere direkte Verbindung zur Außenwelt sind. Viele Ausdrücke in unserem Wortschatz deuten darauf hin, daß die Hände wesentlich bei der Entwicklung der Sprache mitgewirkt haben (z. B. „be-greifen", „handeln", „im Griff haben"). Das Aussehen der Hände läßt aber auch vielfach Rückschlüsse auf Persönlichkeit, Leben und Charakter eines Menschen zu. Gerade deshalb, weil unsere Hände meist unverhüllt getragen werden, ist es wichtig, auf ihre Pflege, Form und Geschmeidigkeit zu achten. Die Übungen sollen Ihnen helfen, die Hände, die oft durch Schreib- oder andere Greifarbeiten vorwiegend in Beugung gehalten werden, wieder zu strecken und die Muskeln zu reaktivieren.

Der Hals

Der Hals verbindet den Oberkörper mit dem Kopf, dessen Gewicht er zu tragen hat. Er ermöglicht es, den Kopf in die verschiedensten Lagen zu bringen.
Die knöcherne Stütze dafür bieten die sieben **Halswirbel.** Der erste Wirbel heißt *Atlas* und ist der unmittelbare Träger des Kopfes. Er besteht aus einem Ring mit zwei kräftigen Seitenflächen und ist mit dem Schädel gelenkig verbunden (Kopfnicken!). Der zweite Wirbel heißt *Axis* und besitzt einen nach oben zeigenden Zahn, der mit einer Öffnung im Atlas ein Gelenk bildet, das das Seitwärtsdrehen („Neinsagen") des Kopfes ermöglicht.

Im Hals liegen sehr wichtige Organe direkt unter der Haut (z. B. Schilddrüse, Kehlkopf). In diesem Bereich befindet sich auch eine Vielzahl von **Muskeln,** die ihre Ansätze und Ursprünge aber meist am Kopf oder am Oberkörper haben. Sie drehen den Kopf und halten ihn im Gleichgewicht oder sind am Kau- und Schluckakt beteiligt. Eine Besonderheit ist der sogenannte *Halshautmuskel* (Platysma). Er verläuft fast ausschließlich unter der Haut (von der 2./3. Rippe bis zum Unterkieferrand) und spannt die Haut des Halses. Darum sollte man immer den rechten Winkel im Halsbereich einhalten, um diesen Muskel nicht stark auszudehnen. Denn wenn er

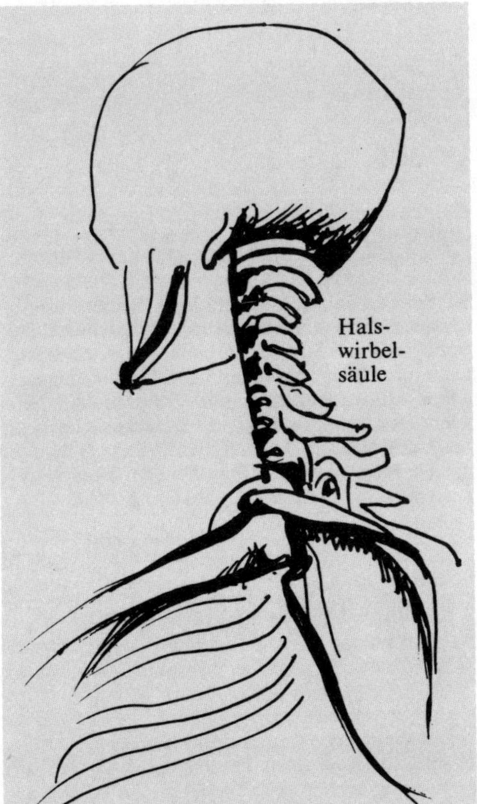

Die Halswirbelsäule

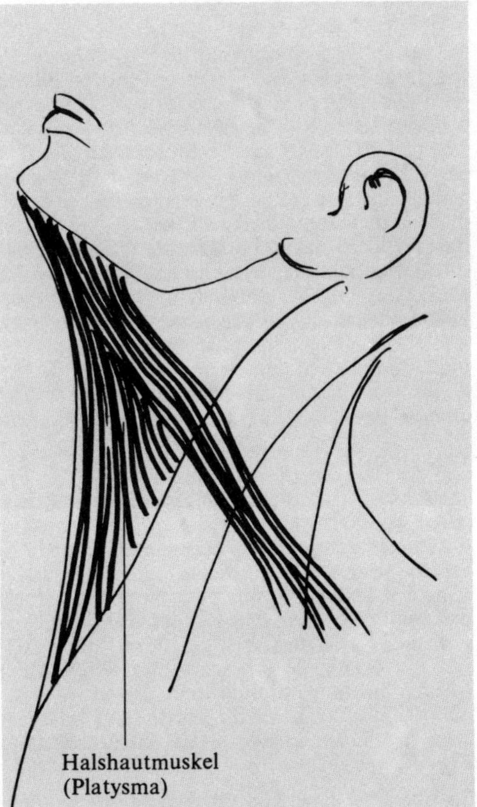

seine Spannkraft verliert, kommt es zur Faltenbildung am Hals.
Halten wir den Kopf gesenkt und somit in einer ungesunden Lage, kann zum Beispiel die Schilddrüse eingeengt oder die Atmung beeinträchtigt werden. Durch eine falsche Kopfhaltung kann es auch zu Verspannungen in der Nackengegend und zu Beleidigungen der aus- und eintretenden Nerven kommen. „Eingeschlafene" Arme sowie Schmerzen sind mögliche Folgen.
Die Haltung des Kopfes spiegelt auch den innerkörperlichen Spannungszustand wider. „Den Kopf hängen lassen" bedeutet Mutlosigkeit, Enttäuschung und Resignation. Ein frei getragenes Haupt signalisiert Selbstvertrauen, Sicherheit und Aktivität. Deshalb ist es sehr wichtig, den Kopf frei, leicht und im Gleichgewicht und nicht als Last auf der Halswirbelsäule zu tragen.

Übungen:

Ss: Setzen Sie sich aufrecht im Vier-Winkel-Sitz hin. Drücken Sie die Fersen fest in den Boden, ohne die anderen Bodenkontaktpunkte abzuheben, und lassen Sie den Muskelzug über die Wadenmuskulatur und den Oberschenkel in die Wirbelsäule aufwärtsstreben. Stellen Sie Ihr Becken gerade und lassen Sie die Wirbelsäule über die fünf Lendenwirbel, die zwölf Brustwirbel und die sieben Halswirbel emporwachsen (Bandscheiben sollen wieder „Luft" bekommen). Spüren Sie den Muskelzug im Nackenbereich, wird dieser muskulär gehalten, so fällt es schwer, das Kinn vorzustrecken. Beobachten Sie die muskuläre Verbindung zwischen den Fersen und dem Nacken. Es ist wichtig, sich dabei nicht zu verkrampfen und die Bewegung auf sich einwirken zu lassen.

Ss: Legen Sie die rechte Hand auf den Nacken und die linke knapp darüber auf den festen Teil des Schädels (der Blick bleibt immer gerade nach vorne gerichtet). Lassen Sie nun den Körper in die schlechte, ungesunde Haltung absinken. Ziehen Sie jetzt die Halswirbelsäule unter Verstärkung des Bodenkontakts bis zum Nacken hoch, und lassen Sie dann den Körper wieder zurücksinken. Sie müßten (Blick geradeaus) dabei spüren, wie sich beim Absacken des Körpers der Nacken zusammendrückt und der Kopf nach rückwärts bewegt wird („Hohlhals") und erst beim Aufrichten wieder in seine natürliche Lage kommt.

Ss: Legen Sie einen Handrücken auf die Lendenwirbelsäule, die andere Handfläche wieder in den Nacken und führen den gleichen Bewegungsablauf wie oben durch. (Wirbelsäule über Bodenkontakt langziehen und dann den Körper wieder absinken lassen.) Spüren Sie den Zusammenhang zwischen der Halswirbelsäule und der Lendenwirbelsäule. Lassen Sie beim Aufrichten den aufwärtsstrebenden Muskelzug Wirbel für Wirbel bis in den Nacken fließen (Kopf wird hinten aus der Halswirbelsäule gezogen und muskulär gehalten).

Ss, S: Neigen Sie (*Bodenkontakt* beachten!) den muskulär gehaltenen Kopf langsam und leicht aus dem ersten Halswirbel (Atlas) wie beim „Jasagen". Bewegen Sie jedoch nicht das Kinn auf und ab, sondern ziehen Sie die Halswirbelsäule nach oben lang, lassen den Muskelzug über den Hinterkopf in die Stirne kommen und führen die Nickbewegung mit der Stirn aus. Auf der Halsvorderseite bleiben Mund und Schlund locker. Diese Bewegung des „Jasagens" sieht in der Regel viel anmutiger aus als das bloße Fallenlassen und Heraufziehen des Kopfes.

Ss, S: Eine ähnliche Übung ist das „Neinsagen" aus den ersten beiden Halswirbeln. Halten Sie Bodenkontakt und bewegen Sie den Kopf mit langgezogener Halswirbelsäule langsam und leicht nach links und rechts (*rechten Winkel* zwischen Hals und Kinn beachten!). Lächeln Sie dabei und kontrollieren Sie mit einer Hand im Nakken, daß die übrige Halswirbelsäule ruhig bleibt (vgl. weiter Blick in die Runde). Hauptsächlich ist dabei der Atlas in Bewegung.

Ss, S: Sie können diese beiden Übungen kombinieren. Bewegen Sie den Kopf mit einem Lächeln (*rechten Winkel* zwischen Hals und Kinn beachten!) nach rechts und beginnen Sie mit langgezogener Halswirbelsäule und Führung der Stirn leicht zu nicken. Bewegen Sie nun den Kopf während des Nickens langsam nach links und dann wieder nach rechts. *Achten Sie auf guten Bodenkontakt!*

Ss, S: Neigen Sie den Kopf mit langgezogener Halswirbelsäule leicht seitlich (in Richtung Schulter) hin und her. Führen Sie die Übung mit kleinen Bewegungen und im Zeitlupentempo aus.

Ss, S: Drehen Sie den Kopf mit langgezogener Halswirbelsäule (Bodenkontakt!) wie beim „Neinsagen" nach links und nach rechts – diesmal aber mit einer großzügigeren Bewegung zur Seite – und nehmen Sie dabei die Augen mit.
Übung im langsamen Tempo durchführen! Lippen locker lassen und lächeln!

Ss, S: Ziehen Sie abwechselnd das rechte und das linke Ohr nach oben lang, so als wollten Sie einen Ton erlauschen, der von oben kommt. Halten Sie den Körper dabei aber ruhig und bewegen Sie nur wenig den Kopf. Leichtes Seitwärtsneigen.

Ss, S: Eine mögliche Variante dieser Übung wäre, den rechten Arm in Schulterhöhe zur Seite zu strecken und das Handgrundgelenk so zu beugen, daß die Finger nach oben zeigen. Nun die Handwurzel des gestreckten Armes langziehen und gleichzeitig das linke Ohr ebenfalls nach oben langziehen: Es entsteht eine Art der Abwehrbewegung („Ich will nichts hören"). Arm- und Ohrwechsel.

Ss, S: Die gestreckten Finger zeigen zu den Ohren und die Ellbogen seitlich nach außen. Drücken Sie nun die Handflächen unter Verstärkung des Bodenkontaktes gegen gedachte Luftballons zu den Schultern. Lassen Sie den Muskelzug unter Verstärkung des Bodenkontaktes nach oben kommen, und spüren Sie dabei, wie sich die Halswirbelsäule nach oben streckt. – **Abb. 95**

Ss, S: Den Kopf ruhig halten und in der waagrechten Ebene mit der Stirne in Kleinstbewegung und im Zeitlupentempo kreisen. Halswirbelsäule langziehen und guten Bodenkontakt halten.

Ss, S: Verstärken Sie den Bodenkontakt, besonders am Fußaußenrand. Schließen Sie die Beckenbodenmuskulatur, ziehen Sie die Mitte kurz und die Wirbelsäule nach oben, und erleben Sie den hinauffließenden Muskelzug auf beiden Seiten des Halses.

Ss, S: Die gestreckten Mittelfinger auf die Enden der Schultern legen. Ellbogen zeigen nach außen. Drücken Sie die Mittelfinger auf die Schultern und ziehen Sie die Halswirbelsäule lang. *Halten Sie dabei guten Bodenkontakt. Kurzziehen!*

Ss, S: Eine Hand in den Nacken, die andere von hinten auf den festen Teil des Schädels legen. *(Bodenkontakt!)* Ziehen Sie die auf dem Schädel liegende Hand nach oben und die im Nacken liegende nach unten, wie bei einer Massage. – **Abb. 96**

Ss, S: Handhaltung wie oben. Achten Sie jedoch darauf, daß die Kleinfingerkante der unteren Hand mit dem Zeigefinger der oberen Hand Kontakt hat. Verstärken Sie den Bodenkontakt (kurzziehen) und lassen Sie den Muskelzug aufwärtsstreben. Beobachten Sie, wie sich eine Hand nach oben und die andere Hand nach unten bewegt, da sich die Halswirbelsäule über die gesamte Wirbelsäule streckt.

Ss: Drehen Sie den Kopf nach rechts und nach links (vgl. Neinsage-Übung). Rechten Winkel einhalten. Halswirbelsäule langziehen (Bodenkontakt kontrollieren!). Vollführen Sie diese Be-

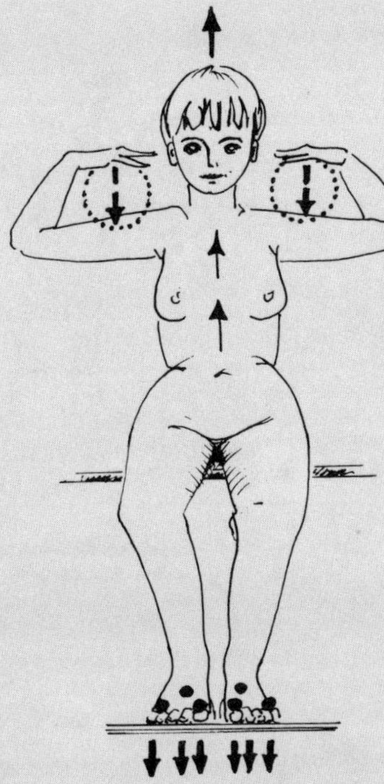

Abb. 95

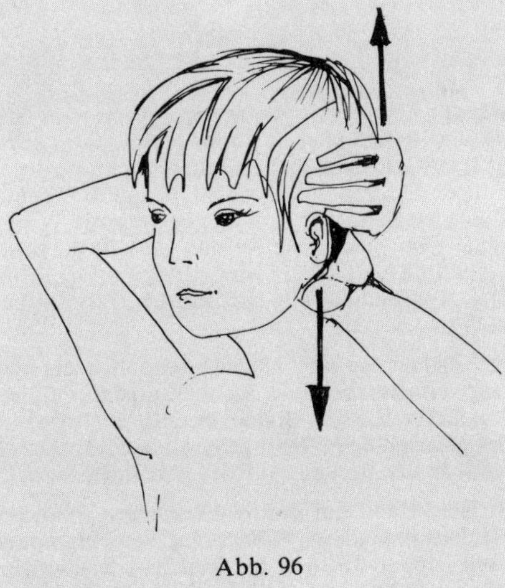

Abb. 96

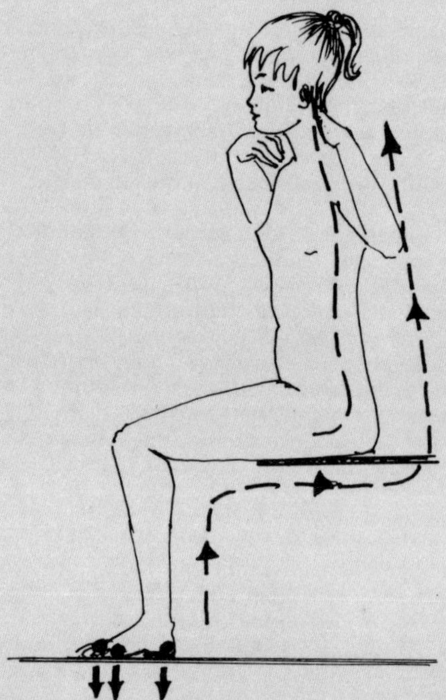

Abb. 97a

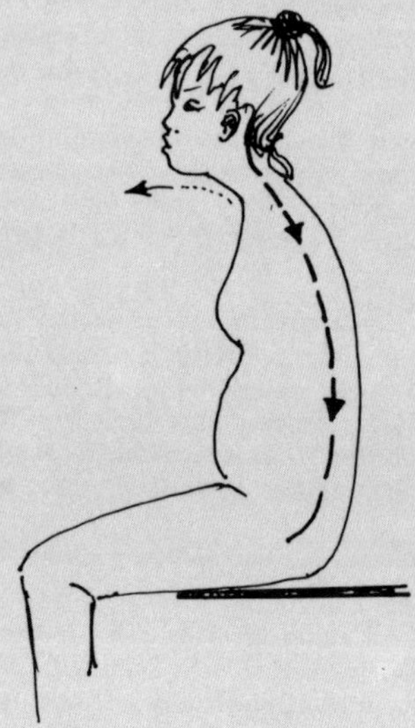

Abb. 97b

wegung einmal mit verärgerter, vergrämter Miene und geschlossenen Lippen und das nächste Mal mit gelöstem, lächelndem Gesichtsausdruck. Spüren Sie den Unterschied in der Bewegung: Zunächst kann der Muskelzug über die Wirbelsäule nicht nach oben in das Gesicht gelangen; erst durch ein Lächeln wird die Spannung gelöst. Das Kopfdrehen fällt mit gelöster Gesichtsmuskulatur leichter.

Ss: Ziehen Sie den Nacken seitlich nach oben lang (Halswirbelsäule ist herausgezogen) und verstärken Sie den Bodenkontakt des Fußes auf der gleichen Seite. Beobachten Sie die Aufwärtstendenz des Beckens auf der jeweiligen Seite.

S: Eine Hand auf den Nacken legen. Nun den Nacken gegen den Widerstand der Hand sanft nach hinten drücken (= Halswirbelsäule über Bodenkontakt lang- und die Mitte kurzziehen).

S: Eine Hand auf den Nacken, die andere darüber auf den festen Teil des Schädels legen. Nun lassen Sie den Zug von unten nach oben kommen, indem Sie den Bodenkontakt verstärken, die Fußwölbung hochziehen und gleichzeitig kurzziehen. Die Knie aber nicht durchstrecken! Der muskuläre Aufwärtszug ist in der Halswirbelsäule spürbar.

Ss: Setzen Sie sich schön und aufrecht hin. Legen Sie eine Hand auf den Nacken, die andere leicht auf das Kinn (**Abb. 97a**). Lassen Sie den Körper zusammensinken, Blick geradeaus (**Abb. 97b**). Sicher bemerken Sie, wie das Kinn nach vorne geht. In der *Ismakogie* heißt diese Art von Kopfhaltung *Futtersuchergesicht* (Mund ist vorne; „Wo ist etwas zu essen?").
Richten Sie sich nun wieder über den Bodenkontakt auf, lassen Sie den Muskelzug nach oben

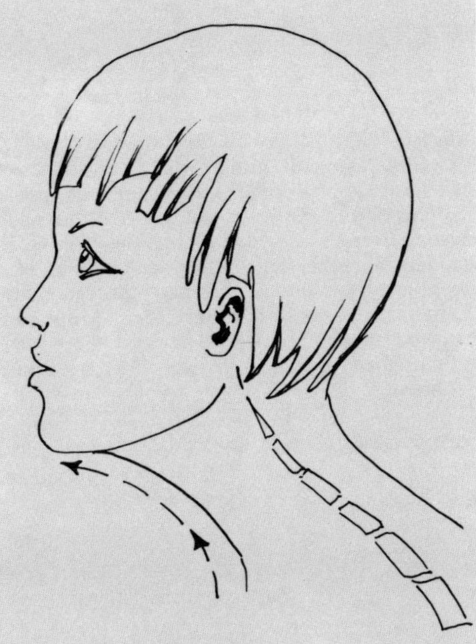

Abb. 97c

fließen und führen Sie das Kinn wieder in den rechten Winkel zurück (**Abb. 97c**).

Als denkendes Wesen sollte beim Menschen die Stirn und nicht der Mund vorne sein.
Diese Übung dient der Erkenntnis, daß das Platysma, der Halshautmuskel, beim „Futtersuchergesicht" stark ausgedehnt wird und die Halswirbelsäule zusammensinkt.

Wie schon im anatomischen Teil kurz angedeutet, kann es durch ungesunde Kopfhaltung zu vielen, oft schmerzhaften und unangenehmen Folgen kommen. Die Ursachen für solche Fehlhaltungen sind verschieden: falsche Sesselhöhen am Arbeitsplatz, Verkrampfungen beim Autofahren, Müdigkeit, Depression, um nur einige davon anzuführen. Durch das Aufrichten, das Langziehen der Halswirbelsäule, bringen Sie Ihre Wirbel in die natürliche Lage, und die Nerven sind in ihren Bahnen unbehindert. Man kann den Hals mit einer tragenden Säule zwischen Kopf und dem Körper vergleichen. Wird diese „Säule" durch eine schlechte Haltung beschädigt, so ist ihre Funktion beeinträchtigt. Selbst bei Müdigkeit oder Resignation wäre es falsch, den „Kopf hängen zu lassen". Dadurch verbessern Sie nichts, im Gegenteil! Beim Aufrichten in die gerade Haltung tanken Sie Selbstvertrauen und Mut und geben ein selbstsicheres Bild der Aktivität ab. In dieser Haltung sehen Sie Schwierigkeiten und Probleme oft aus einem anderen Blickwinkel und sind vielleicht besser in der Lage, diese zu meistern. Der Körper aber ist sicher gefestigter, froh und dankbar. Ein aufrecht getragener Kopf, ein freier und offener Brustkorb wirken auch auf die Umwelt. Egal, ob Hausfrau oder Manager, ob Politiker oder Kaufmann – eine solche Haltung wirkt immer sicher und überzeugend.
Der Hals ist also wieder ein kleiner Mosaikstein im Gesamtbild des Körpers. Fügen Sie diesen Stein zu den anderen und Sie haben bereits enorm viel für Ihren Körper getan! Er wird es Ihnen bestimmt danken.

Der Schädel

Der Schädel wird im allgemeinen in zwei Teile, den Gesichtsschädel und den Gehirnschädel, unterteilt.
Der **Gehirnschädel** bildet die knöcherne Schutzhülle für unser zentrales Koordinationsorgan, das Gehirn. Er ist eine feste Schale, die sich aus verwachsenen Knochen zusammensetzt. An der Unterseite befindet sich eine Öffnung für das Rückenmark, die ein- und austretenden Nerven und die Blutgefäße. Die Trennlinie zum Gesichtsschädel verläuft ungefähr vom oberen Rand der Augenhöhlen bis zu den Gehörgangsöffnungen.
Der **Gesichtsschädel** nimmt wichtige Teile des Organismus, zum Beispiel Unter- und Oberkiefer, die Augen und die Nase, auf. Es befinden sich in diesem Bereich auch die höchstgelegenen Gelenke des Körpers, die Kiefergelenke. Hier ist es wichtig zu bemerken, daß beim Sprechen oder Kauen sich ausschließlich der Unterkiefer bewegt, da der restliche Schädel in sich völlig unbeweglich ist. Der Kiefer wird muskulär gehalten.

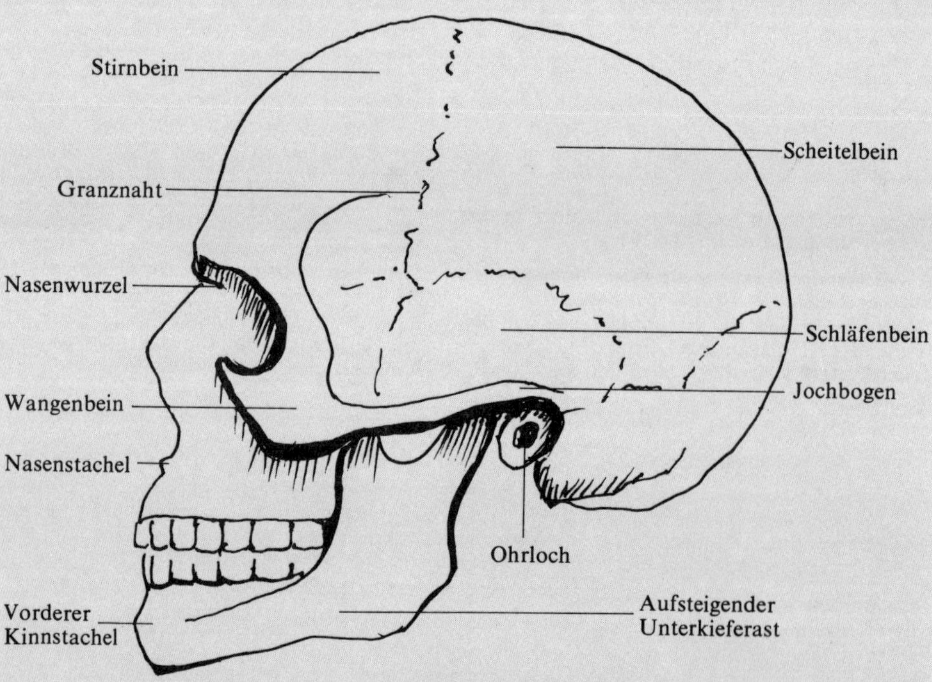

Das Schädelskelett

Der Schädel ist von einer Vielzahl von **Muskeln** umgeben. Die meisten davon liegen an der Vorderseite und bilden das Gesicht, das eine der besten Ausdruckszonen des Körpers darstellt. Es spiegelt mit seinen vielen Muskeln fast alle äußerlichen Einflüsse und innerlichen Regungen wider (Mimik). Auch im Gesicht können Fehlhaltungen auftreten, zum Beispiel zusammengepreßte Lippen, Stirnrunzeln, zusammengekniffene Augen usw.
Besonders wichtige Muskeln sind der *Hinterhauptmuskel,* der sich im Nackenbereich befindet und beim Zusammenziehen die Stirn glättet; sein Gegenspieler, der *Stirnmuskel,* der die Stirn in querverlaufende Falten legen kann, und schließlich der *Runzler* der Stirnglatze, der seinen Platz über den Augenbrauen hat und es möglich macht, zwischen den Augenbrauen senkrechte Falten zu ziehen. Ein bewußter Einsatz und ein ausgewogenes Spiel dieser Muskeln ermöglicht es, der Stirn ein geglättetes und jugendliches Aussehen zu verleihen.
Andere Muskeln, zum Beispiel der *Augenringmuskel,* die *Jochbeinmuskeln,* die *Lachmuskeln,* der *Mundringmuskel,* geben dem Gesicht seinen typischen Ausdruck. Der Zustand der Muskeln und der Grad ihrer Aktivität sind für das persönliche Aussehen entscheidend.

Einen wesentlichen Körperteil, der zwar nicht direkt im Gesicht, sondern in der Mundhöhle liegt, stellt die **Zunge** dar. Sie ist ein sehr verformbares Organ und maßgeblich beim Sprechen, Kauen und Schlucken beteiligt. Man kann mit ihr auch

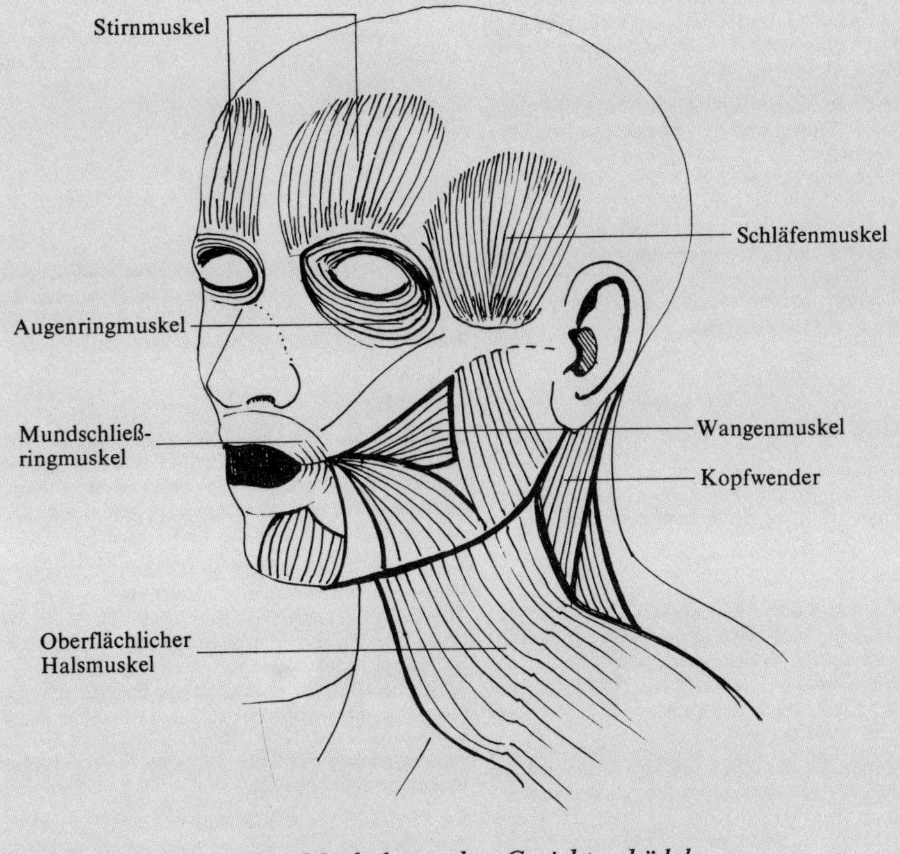

Die Muskulatur des Gesichtsschädels

schmecken (süß – sauer, salzig – bitter) und tasten.
Unser Hörorgan, die beiden **Ohren,** haben ebenfalls ihren Platz am Schädel. Das *äußere Ohr* mit der *Ohrmuschel* nimmt den Schall auf, der dann über das *Trommelfell* und kleine *Gehörknöchelchen* zu den Hörnerven im *inneren Ohr* weitergeleitet wird. Auch der Gleichgewichtssinn befindet sich im Ohr. Im inneren Ohr nimmt ein kompliziertes System von drei *Bogengängen* und unzähligen *Sinneshärchen* jede Lageänderung wahr.

Ein weiteres Sinnesorgan sind die **Augen.** Sie werden natürlich auch von Muskeln bewegt und umgeben. Nennenswert ist der *Augenringmuskel,* der die Augenlider schließt und die Tränenflüssigkeit über den Augapfel verteilt. Da er teilweise in den *Runzler* der Stirnglatze und in den *Stirnmuskel* übergeht, kann er auch beim Faltenziehen beteiligt sein. In der *Ismakogie* kommt es darauf an, wieder ein Gefühl für die Weite des Blickfeldes zu bekommen und nicht mit „Scheuklappen" durch das Leben zu gehen.

Als letzten Punkt im anatomischen Teil behandeln wir die **Lippen** und den **Mund.** Die Grundlage der Lippen ist der *Mundringmuskel.* Der zweite wichtige Muskel heißt *Wangenmuskel* und bildet einen Teil der Wange. Er ist beteiligt beim Kauen, da er die Nahrung zwischen Ober- und Unterkiefer schiebt, beim Lachen und beim Weinen, weil er den Mundwinkel zur Seite zieht. Beide sind somit für die Lippen- und Wangenstellung von großer Bedeutung.

Schädelhaube

Obwohl oben in der Schädelhaube selbst keine Muskeln sind, sollte diese beweglich sein.

Übungen:

Ss, S: Greifen Sie zur Freispielung derselben mit beiden Händen von oben in die Haare (ungefähr im Bereich des Mittelscheitels). Schieben Sie mit den Kuppen der gespreizten Finger die Kopfhaut vor und zurück, nach links und nach rechts und kreisen Sie mit ihr.

Ss, S: Legen Sie die Fingerpolster leicht auf die Schädeldecke und versuchen Sie, diese jetzt mit Muskelzug und eigener Kraft zu bewegen: zuerst vor und zurück, dann nach Möglichkeit nach links und nach rechts. Halten Sie dabei Bodenkontakt und lassen Sie den Muskelzug über die langgezogene Wirbelsäule in die Schädeldecke kommen. Kontrollieren Sie die Bewegung mit den Fingern, doch nehmen Sie diese nur unterstützend zu Hilfe. Versuchen Sie, nicht zu schummeln! Üben Sie aber dennoch oft, denn diese Bewegung kommt dem Haarwuchs zugute und fördert die Durchblutung. Der aktive Muskeleinsatz ohne Zuhilfenahme der Finger bedarf einer längeren und ausdauernden Übung.

Ss, S: Sie können diese Übung auch mit der Atmung kombinieren. Atmen Sie langsam, aber kräftig aus. Drücken Sie dabei die Fersen in den Boden, stellen Sie das Becken gerade (kurzziehen!) und ziehen Sie den Nacken über die gesamte Wirbelsäule lang und die Schädelhaube nach vor (Nase ist lang). Beim Einatmen wird die Nase kurz, die Schädelhaube geht nach hinten; der Nacken wird ebenfalls kurz, da der Zug wieder zurückgeht.

Ausatmen	**Einatmen**
Schädeldecke nach vor	Schädeldecke nach hinten

Stirn

Die Stirnmuskulatur ist sehr beweglich und arbeitet oft recht willkürlich, das heißt, wir merken manchmal gar nicht, wenn wir die Stirn in Falten legen.

Übungen:

Ss: Legen Sie eine Handfläche sanft auf die Stirn und kontrollieren Sie sich selbst. Schauen Sie einmal zur Decke. Nehmen Sie beim Hinaufschauen auch die Stirn mit (Augenbrauen gehen hinauf) – oder schauen Sie nur mit den Augen?

Ss: Legen Sie die Finger ganz leicht auf die Stirn (Ellbogen seitwärts) und streichen Sie zart von den Augenbrauen aufwärts über die Stirn wie beim Glätten der Haare (**Abb. 98**). Verschieben Sie dabei nicht die Haut. Nehmen Sie mit viel Konzentration die darunterliegende Stirnmuskulatur mit. Der Hinterhauptmuskel ist bei dieser Bewegung ebenfalls in Tätigkeit (glättet beim Zusammenziehen die Stirn). Lassen Sie die Lippen locker und lächeln Sie!

Ss: Streichen Sie wieder zart mit den Fingerkuppen über die Stirn schräg nach oben außen (in Richtung „Geheimratsecken"). Achten Sie darauf, daß Sie die Haut nicht verschieben. Versu-

chen Sie, wieder die Stirnmuskulatur mitzunehmen.
Alle diese Übungen erfordern enorm viel Konzentration, und die Bewegungen müssen unbedingt sehr, sehr langsam ausgeführt werden. Anfänglich ergeben sich bestimmt noch kleine Schwierigkeiten, so daß Sie vielleicht nicht sofort den gewünschten Erfolg erzielen. Durch beständiges Üben wird es Ihnen jedoch sicher gelingen, Ihre Gesichtsmuskeln bewußt zu erleben und einzusetzen. Die Hände dienen vorerst nur der Unterstützung, sollen aber bei längerer Praxis weggelassen werden. Verziehen Sie nicht das Gesicht, sondern lassen Sie nur die Muskeln in ihren Funktionen arbeiten.

Ss: Streichen Sie zart mit den Fingerkuppen über die Stirn nach außen (Ellbogen zeigen in Schulterhöhe gerade nach außen). Verstärken Sie mit der Auswärtsbewegung der Finger den Bodenkontakt und ziehen Sie kurz. Versuchen Sie, dabei bewußt die Seitwärtstendenz der Stirnmuskulatur zu erleben. Belassen Sie die Augenbrauen an ihrem Platz, ziehen Sie diese nicht hoch.

Ss: Zeichnen Sie mit den Fingerkuppen Kreise über der Stirn, und zwar so, daß die Fingerkuppen der rechten Hand auf der rechten Stirnhälfte einen Kreis (über den Augenbrauen nach außen oben zur Stirnmitte) ziehen und die Fingerkuppen der linken Hand das gleiche auf der linken Stirnhälfte tun, ohne dabei die Haut zu verschieben. Drücken Sie bei der Aufwärtsbewegung der Hände die Bodenkontaktpunkte fest auf die Unterlage und ziehen Sie kurz. Nehmen Sie die Stirnmuskulatur beim Seitaufwärtskreisen bewußt mit.
Diese Übung ist am Anfang schwer, aber für die Faltenglättung auf der Stirn äußerst dienlich.

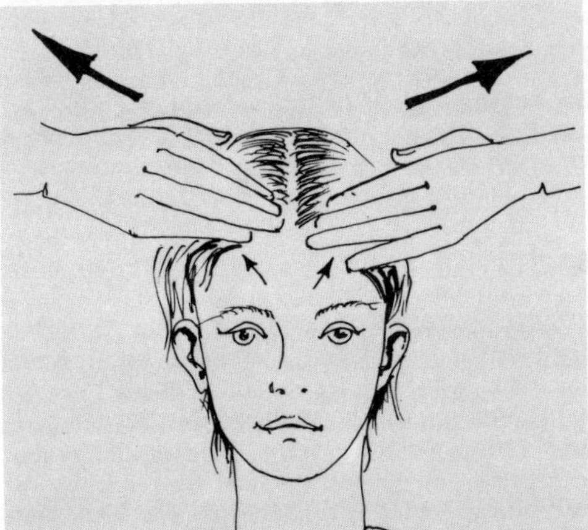

Abb. 98

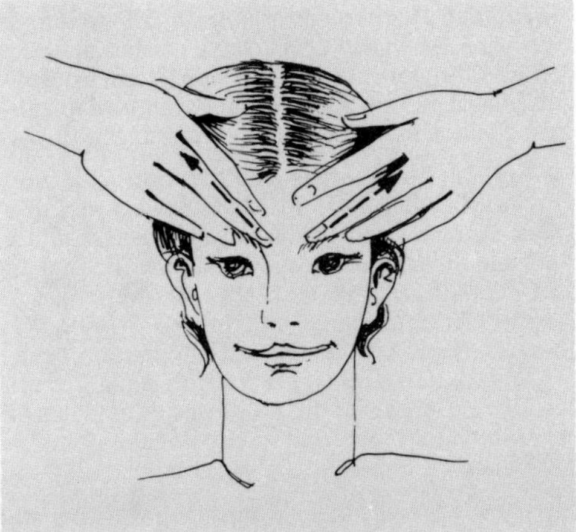

Abb. 99

Ss: Legen Sie die beiden Mittelfinger leicht auf die Augenbrauen und ziehen Sie diese mit den Fingern ein winziges Stück mehrmals nach außen in Richtung Schläfen. Die Finger bleiben aber auf den Augenbrauen und schleifen nicht über diese nach außen. – **Abb. 99**

Ss: Lassen Sie die beiden Mittelfinger auf den Augenbrauen, jedoch nur ganz zart. Versuchen Sie, die Augenbrauen mit eigener Muskelkraft nach außen zu ziehen, ohne mit den Fingern nachzuhelfen. Die Finger sollten von den Augenbrauen bewegt werden.

Ss: Legen Sie die Mittelfingerkuppen ganz zart außen auf die Augenbrauenenden und versuchen Sie, diese wieder muskulär und ohne Fingerzug schräg nach oben außen zu ziehen. Die Fingerkuppen sollten von der darunterliegenden Muskulatur mitbewegt werden.
Die letzten beiden Übungen dienen speziell der Beseitigung bzw. Straffung der sogenannten „Zornesfalten" (senkrechte Falten) zwischen den Augenbrauen. Gerade bei den Gesichtsübungen sollten Sie, da sie ja letztendlich der Schönheit dienen, lächeln!
Achten Sie nach diesen Übungen bewußt darauf, die Augenbrauen weder hoch noch zusammen, sondern nur gedanklich muskulär zu den Schläfen zu ziehen.

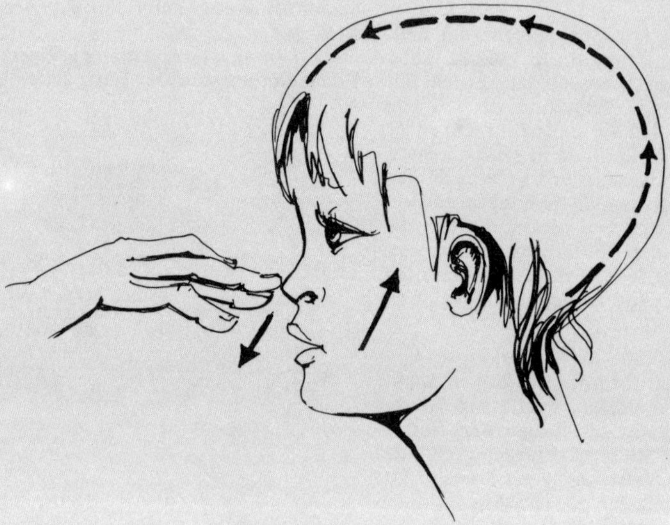

Abb. 100

Ss: Legen Sie eine Fingerkuppe leicht und zart knapp über die Nasenspitze (Nasenrücken) und ziehen Sie entweder mit Muskelkraft des Hinterhauptmuskels oder bei weniger Übung mit einer Hand am Hinterkopf die Schädelhaube zurück in Richtung Nacken (**Abb. 100**). Sie müßten jetzt eine Aufwärtstendenz in der Nase spüren, das heißt, der Hinterhauptmuskel kann auch beim Zusammenziehen der Nasenspitze hinaufbewegen, was einen Aufwärtszug in der Gesichtsmitte bedeutet.
Phase des Einatmens: Nase ist kurz, Wangen unterliegen Abwärtszug.
Wenn Sie den Hinterhauptmuskel aufwärts bewegen, wird die Nase lang, Gesichtsmitte geht hinunter – Lippen locker –, und die Wangen haben einen Aufwärtszug. Dies geschieht in der Phase des Ausatmens (siehe Seite 110).
Eine Erkenntnis der Studien von Frau Prof. Seidel ist folgende: Geht die Gesichtsmitte hinunter, so wandern die Wangen hinauf. Beim Aufwärtszug der Gesichtsmitte jedoch unterliegen die Wangen einem Abwärtszug.

Ss, S: Das Obergesicht (die Augen, die Stirn, die Nase) betont die Streckung (Längsspannung). Beim Vorführen des Untergesichts (Mund/Kinn) geht der Körper in Beugung (Querspannung). In der Übung sieht das folgendermaßen aus:
Ziehen Sie mit bewußtem Bodenkontakt und kurzgezogener Mitte die Halswirbelsäule lang und lassen Sie den Muskelzug über den Hinterkopf nach vorne in die Stirn kommen (rechter Winkel Hals – Kinn!). Wie Sie sicher bemerken, ist der Körper jetzt in Streckung (Längsspannung!). Das Obergesicht befindet sich vor dem Untergesicht. Wenn Sie jetzt die Spannung wieder lösen, der Blick aber gerade nach vorne gerichtet bleibt und Sie den Körper absinken lassen, gehen das Kinn und der Mund nach vorne und der Körper dabei in Beugung (Untergesicht ist vor dem Obergesicht). Um bei Übungen dieser Art Muskelzüge zu erleben, müssen Sie schon etwas mehr Körpergefühl besitzen und einige Vorübungen hinter sich gebracht haben.

Kiefer

In normaler, natürlicher Haltung sind die Kiefer nicht völlig geschlossen, sondern ein wenig geöffnet. Sie werden durch Muskeln in dieser Lage gehalten, wodurch sich für die Lippen eine lockere bzw. gelöste Stellung ergibt. Aufeinandergepreßte Lippen und Kiefer machen die Gesichtszüge hart und unfreundlich. Die natürliche Kieferhaltung, zwar bewußt gehalten, ist die Ausgangsstellung für alle Kieferübungen. Beim richtigen Kauen und bei der deutlichen Aussprache ergeben sich Ansatzpunkte, die Übungen ins Alltagsleben einzubauen (kauen, sprechen, singen, gähnen).

Übungen:

Ss, S: Legen Sie die Mittelfingerkuppen knapp vor den Ohren in Gehörgangshöhe auf die Kiefergelenke und erleben Sie bewußt ihren Mechanismus. Heben und senken Sie den Unterkiefer (ist der Unterkiefer unten, fühlt man ein Grübchen; beim Schließen verschwindet es), schieben Sie ihn nach links und nach rechts, nach vor und zurück und wieder in die Ausgangsstellung. All diese Bewegungen sind zum Beispiel beim Kauen nötig, um die Nahrung vollständig zu zermahlen.

Ss, S: Schieben Sie unter Verstärkung des Bodenkontaktes den Unterkiefer in Richtung Ohren zurück und dann zu den Ohren hinauf, ehe Sie ihn nach vorne wieder lösen.

Ss, S: Legen Sie den rechten Handrücken von unten auf den Unterkiefer (Mundboden). Beachten Sie die Einhaltung des rechten Winkels zwischen Hals und Kinn. Schieben Sie mit dem Unterkiefer den Handrücken mit einer Kleinstbewegung (1 cm) nach unten weg (Handrücken gibt leichten Widerstand) und wieder lösen.

Ss, S: Öffnen Sie den Mund ein Stück. Stellen Sie sich vor, daß zwischen Ihren hinteren Zähnen (Mahlzähne) je ein kleiner Schaumgummiball liegt. Schieben Sie nun, ohne die Gesichtsmuskulatur oder den Mund zu verziehen, den Unterkiefer gegen die gedachten Bälle nach oben (aber nicht ganz schließen!). Die Lippen bleiben jedoch entspannt. Verstärken Sie dabei den Bodenkontakt und lassen Sie den Muskelzug aufwärts ins Gesicht steigen (Zug in den Schläfen wird spürbar – Kontrolle mit den Fingern!). – **Abb. 101**

Bei der folgenden Buchstabenübung ist es sehr wichtig, den Kiefer ganz bewußt einzusetzen:
Ss, S: Sprechen Sie ein langgezogenes „N", indem Sie den Ton tief aus dem Bauchraum holen und die Stimmlage beim Aufwärtsdenken anheben und das Kiefer leicht schließen. Zugleich lassen Sie den Körper in Streckung (Längsspannung) gehen. Verstärken Sie nun beim Aufwärtsdenken des „N" den Bodenkontakt, ziehen Sie kurz und lassen Sie die Wirbelsäule aus dem Becken herauswachsen. Wenn das „N" den Kopf erreicht hat, sollte der Körper in Streckung sein. Lösen Sie diese Spannung, indem Sie ein erleichterndes „A" sprechen und den Kiefer leicht öffnen. Der Körper geht dabei in Beugung, jedoch nur bis zur normalen geraden Haltung (den Körper nicht in sich zusammensinken lassen!). Beginnen Sie wieder von unten nach oben mit dem „N" (Kiefer schließen, jedoch nicht zusammenpressen!) und entspannen Sie sich mit dem „A" (Kiefer öffnen). Erleben Sie bewußt den Auf- und Abwärtszug der Muskeln beim Sprechen der jeweiligen Buchstaben.

„N"	**„A"**
Körper schmal	Körper breit
Kiefer geschlossen	Kiefer leicht geöffnet
Stirne vorne	Untergesicht (Kinn) vorne

Sie können bei dieser Übung einen dritten Buchstaben, nämlich das „T", einbauen. Das „T" stellt dann das Sprungbrett zum „A" dar und wird zwischen „N" und „A" eingeschoben, und zwar so: Wenn der Körper die volle Streckung erreicht hat, so sprechen Sie ein „T-A" zur Entspannung, aber mit einem bewußten, festen und harten „T". Lassen Sie den Körper nach der mit dem aufstrebenden „N" aufgebauten Streckung so richtig in das „T-A" hineinfallen, jedoch nicht absinken, sondern bringen Sie ihn nur in die entspannte, aber dennoch aufrechte Ismakogie-Haltung.

„N"	**„T"**	**„A"**
über Bodenkontakt hoch	Sprungbrett	Entspannung

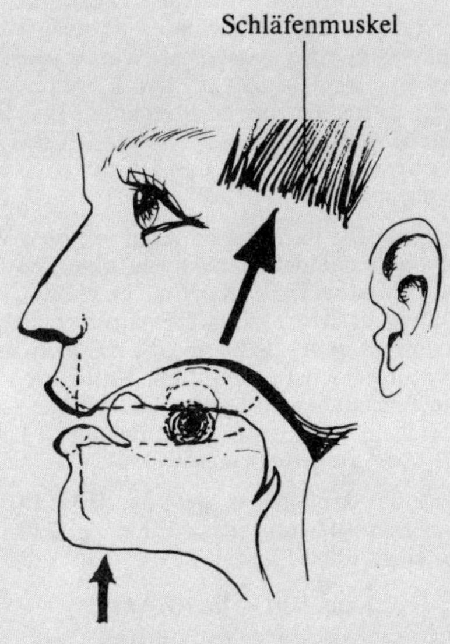

Abb. 101

Ss, S: Als unterhaltsame Kombination dieser wichtigen Buchstaben hat sich folgender Satz entwickelt:

„Anna Tant – Hand am Kannenrand verbrannt – arme Anna Tant“

Es ist hier sehr wichtig, die Kiefer bewußt zu betätigen, das heißt bei jedem Buchstaben zu öffnen bzw. zu schließen. Achten Sie bei diesem Satz auch auf den ständigen Wechsel von Streckung und Beugung („N“ = Streckung; „A“ = Beugung). Beim Sprechen sollte sich der Unterkiefer senkrecht auf und ab bewegen. Ihre Stimme wird auch lauter und sicherer, wenn Sie die Töne im Rachenraum und nicht vorne an der Zungenspitze bilden, da sich hinten ein viel größerer Resonanzraum ergibt. Außerdem sind nicht nur die mimischen, sondern auch andere Muskeln am Sprechakt beteiligt.

Ss, S: Beim nächsten Laut handelt es sich um den Schönheitsbuchstaben „I“. Er vermag den Körper – ähnlich wie das „N“ – in Streckung (Längs- und Schlankspannung) zu bringen. Üben Sie mit dem Wörtchen „zieht“. Sprechen Sie ein leises „Z“ und lassen Sie dann das langgezogene „I“ von der Fußsohle über die gehaltene Mitte nach oben in das Gesicht aufsteigen. Verstärken Sie wieder bei der Aufwärtswanderung des „I“ den Bodenkontakt und ziehen Sie die Wirbelsäule nach oben lang. Hat das „I“ den Kopf (Gesicht) erreicht, ist der Körper in Streckung. Der letzte Buchstabe von „Ziiiieh-T“ – nämlich das hart gesprochene „T“ – bringt den Körper wieder zur Entspannung.

Ss, S: Üben Sie nun abwechselnd mit dem Wort „zieht“ und mit der Buchstabenfolge „N-TA“. Erleben Sie dabei Ihren Körper. Sie müßten beim „N“ einen breiteren Aufwärtszug, der mehr in die Schultern geht, als beim „I“, das eher in der Körpermitte hochsteigt, spüren. Natürlich sollen Sie die Buchstaben nur gedanklich, ohne lautes Mitsprechen, im Körper hinaufwandern lassen. Zuerst üben Sie jedoch immer laut.

Ein Satz aus der *Ismakogie*, den jeder für sich verwenden sollte, um sich Mut oder Selbstvertrauen einzuflößen, lautet:

„Kann ich? – Ja, ich kann!“

Ss, S: Legen Sie vorerst wieder die Mittelfingerkuppen in Gehörgangshöhe knapp vor den Ohren auf die Kiefergelenke. Sprechen Sie nun diesen Satz ganz langsam und deutlich. Öffnen bzw. schließen Sie bei jedem Buchstaben die Kiefer und kontrollieren Sie diese Bewegungen mit den Fingerkuppen. Setzen Sie das oben Erlernte bei den einzelnen Buchstaben bewußt ein. Aufwärtszüge bei „N“ und „I“ in die Streckung – und die Entspannung beim „A“.

Ka ⁄ nn ich? ╲ Ja, ⁄ ich ╲ ka ⁄ nn!

Versuchen Sie, die bewußte Aussprache, die Sie hier sicher etwas übertrieben praktiziert haben, in den täglichen Sprachgebrauch überzuleiten. Die Kiefergelenke wollen ja schließlich auch bewegt werden. Durch eine laute und deutliche Aussprache versteht man Sie in Ihrer Umgebung besser, und Sie vermögen andere Leute leichter anzusprechen und zu überzeugen.

Ohren

Übungen:

Ss, S: Legen Sie die Fingerkuppen gleichmäßig verteilt oberhalb bzw. hinter den Ohrmuscheln auf die Kopfhaut. Lassen Sie die Finger an ihrem Platz und ziehen Sie mit diesen die Muskeln unter der Kopfhaut schräg nach hinten oben. **– Abb. 102**

Führen Sie diese Bewegung mehrmals durch. Versuchen Sie schließlich, die Aufwärtsbewegung mit eigener Muskelkraft auszuführen. Kontrollieren Sie diese mit den Fingerkuppen, welche die

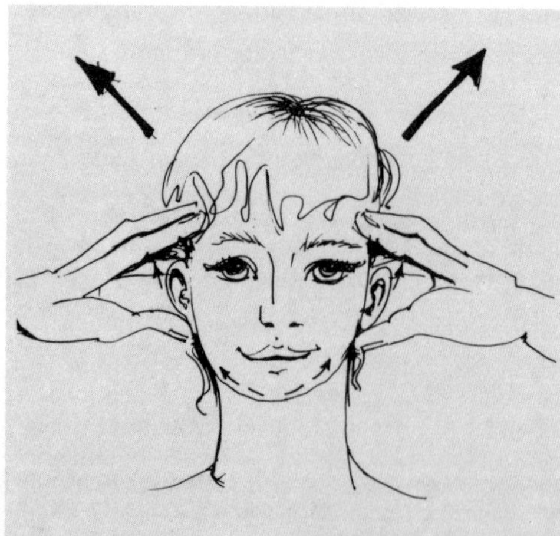

Abb. 102

Haut nur noch ganz sanft berühren. Die Muskeln sollen mit zunehmender Übung die Finger mitnehmen.

Ss, S: Legen Sie die Mittelfingerkuppen auf den oberen Rand der Ohrmuscheln. Drücken Sie diese nun federnd mit den Mittelfingern zum Kopf. Versuchen Sie nun die Ohrmuscheln gedanklich und muskulär zur Kopfhaut zu ziehen (ohne Mittelfinger).

Ss, S: Bei der folgenden Übung spitzen Sie die Ohren, das heißt, ziehen Sie zuerst das rechte, dann das linke und schließlich beide Ohren gleichzeitig gedanklich nach oben lang. Als Hilfestellung verstärken Sie den Bodenkontakt und lassen den Muskelzug aufwärts – über die Ohren – steigen.

Ss, S: Öffnen Sie Ihre Gehörgänge ganz weit und konzentrieren Sie sich auf die leisesten Geräusche in der Umgebung. Stellen Sie sich vor, daß Sie sehr leise Töne, die von oben kommen, erlauschen wollen. Erleben Sie, wie der Körper über den Bodenkontakt in Streckung geht. Die Gesichtsmuskulatur hebt sich ebenfalls. Denken Sie sich plötzlich, der leise Ton von oben interessiert Sie nicht mehr, und der Körper kehrt wieder in die Ruhespannung zurück.
Die Übung bedarf großer Konzentration und großen Einfühlungsvermögens.

Ss, S: Öffnen Sie von neuem bewußt die Gehörgänge, spitzen Sie die Ohren nach oben und schließen Sie dann die Gehörgänge wieder. Erleben Sie das Wechselspiel von Beugen und Strekken im Körper und speziell im Gesicht. Achten Sie auf eine langsame Ausführung!

Ss: Legen Sie die beiden Zeigefingerkuppen leicht auf die Gehörgangsöffnungen. Ziehen Sie die Vorfüße zu den Unterschenkeln (Schienbeinen) hoch. Drücken Sie zusätzlich die Fersen fest in den Boden. Lassen Sie den Muskelzug über die Wirbelsäule und die Ohren ins Gesicht kommen und lösen Sie die Spannung wieder. Sie sollten dabei mit den Zeigefingerkuppen ebenfalls die Streckung und Beugung an den Gehörgangsöffnungen spüren.

Diese Übung ist anfänglich äußerst schwierig. Ziehen Sie als Unterstützung die Zeigefinger bei der Streckung leicht an den Gehörgangsöffnungen nach oben und die Nase (Gesichtsmitte) ein wenig nach unten. Gerade bei diesen Übungen kann es jedoch länger dauern, bis die Züge im Gesicht spürbar werden.

Die Muskulatur hinter den Ohren ist eine wichtige Komponente für die Straffung der Gesichtszüge. Sie spielt bei der Bekämpfung von Fältchen und Falten eine entscheidende Rolle. Außerdem sollte man sich wieder auf ein bewußtes Hören besinnen. Sie würden Geräusche und Töne erlauschen, denen Sie früher gar keine Beachtung beigemessen haben. Offene Ohren ermöglichen auch eine Annäherung an die Umwelt, da wir diese besser empfangen können.

Augen

Übungen:

Ss, S: Öffnen Sie Ihre Augen einmal so richtig weit, ohne dabei die Augenbrauen hochzuziehen. Wenn Sie bei Ihnen die Tendenz fühlen, sie hinaufzuziehen, legen Sie eine Handfläche leicht auf die Stirne und kontrollieren Sie die Bewegung. Versuchen Sie sich darauf zu konzentrieren, nur die Augen zu öffnen.

Ss, S: Öffnen Sie die oberen Augenlider weit. Schauen Sie aber immer geradeaus, nicht nach oben (Augenbrauen nicht hochziehen!), und schließen Sie die Lider wieder. Lassen Sie die Augenringmuskeln mitspielen. Ihr Blick soll dabei weit und lebhaft werden. Versuchen Sie, mit den Augen zu lächeln.

Ss, S: Ziehen Sie die beiden Oberlider nach oben und dann gedanklich körpereinwärts hinter die Augäpfel (Augenbrauen nicht mitnehmen!). Diese Bewegung ähnelt den alten Rollbalken, die bei Geschäftsbeginn hinaufgeschoben werden. Schließen Sie die Lider wieder und öffnen Sie sie nochmals bewußt. Ziehen Sie die Lider wieder nach oben und körpereinwärts (Blick bleibt geradeaus!). Schauen Sie hellwach! Wenn Sie die Aufwärtsbewegung der Lider durch intensiven Bodenkontakt verstärken, müßte sich auch die Bauchmuskulatur kurzziehen. Wenn die Oberlider hängen, tendieren gleichzeitig die äußeren Augenwinkel und die Nasenflügel nach unten, denn sie unterliegen dem gleichen Spannungsstrom.

Ss: Schieben Sie die Füße so weit vor, bis Sie die Zehenspitzen erblicken, wenn Sie – ohne den Kopf zu senken – mit den Augen über die Knie zu Boden schauen. Der Oberkörper bleibt aufrecht. Heben Sie die rechte Hand in Brusthöhe (die gestreckte Handfläche zeigt zu Boden und der Ellbogen nach außen). Bewegen Sie die Hand jetzt so weit nach vorne, bis Sie ebenfalls – wenn Sie über den Handrücken zu Boden schauen – gerade noch die Zehenspitzen sehen. Blicken Sie nun einmal auf die Zehenspitzen (Kopf nicht senken, nur mit den Augen schauen!), dann auf die Kleinfingerkante der in Brusthöhe gehaltenen Hand und schließlich nach vorne. Beginnen Sie von neuem: Zehenspitzen – Kleinfingerkante – geradeaus schauen. Konzentrieren Sie sich, diese Bewegung nur mit den Augen und nicht mit dem Kopf auszuführen. (Augenbrauen nicht mitheben; leicht lächeln!). – **Abb. 103**

Ss, S: Rahmen Sie mit den Augen Gegenstände verschiedener Größen ein. Lassen Sie die Augen richtig rollen (ovale, runde, eckige Rahmen) und legen Sie Freude in Ihren Blick (Kontrolle der

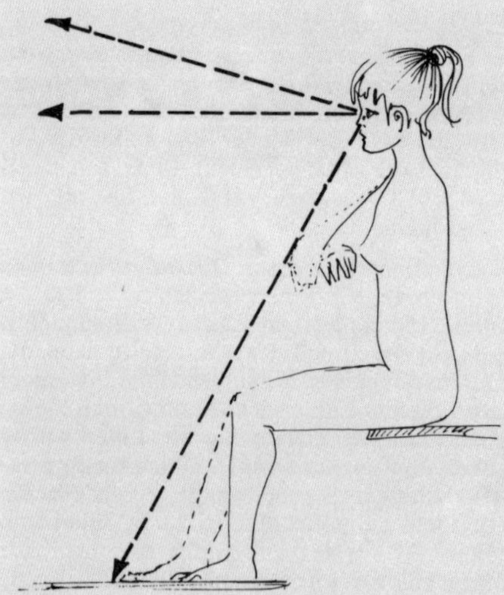

Abb. 103

Augenbrauen: diese nicht hinaufziehen! Auf richtigen Bodenkontakt achten!).

Ss, S: Halten Sie ein Buch mit fast gestreckten Armen in Brusthöhe vor dem Körper. Bewegen Sie das Buch nun nach oben und lassen Sie den Körper über die Verstärkung des Bodenkontaktes, die gehaltene Mitte und die langgezogene Wirbelsäule hinaufwachsen. Heben Sie das Buch weiter und blicken Sie diesem nur mit den weitgeöffneten Augen nach (Kopf nicht heben!), bis es Ihrem Blick entschwindet. Senken Sie die Arme auf Augenhöhe und bewegen das Buch ein Stück nach links und nach rechts – die Augen folgen. Nun zeichnen Sie mit dem Buch in Augenhöhe Kreise mit ständigem Richtungswechsel in die Luft und gehen schließlich in liegende Achterschleifen (von der Mitte nach rechts außen hinunter, dann hochkreisen, in der Mitte überkreuzen und von neuem links beginnen) über. Folgen Sie der Bewegung des Buches nur mit den Augen. Achten Sie während der gesamten Übung darauf, daß der Körper in Streckspannung bleibt und der Kopf die Bewegungen der Augen nicht mitmacht!

Ss, S: Schauen Sie zuerst bewußt, mit lebhaften und weit geöffneten Augen, auf einen Gegenstand in Ihrer unmittelbaren Nähe und verlegen Sie dann den Blick auf etwas in weiterer Entfernung. Üben Sie diese Augenbewegung im ständigen Wechsel von nah und fern.
Diese Übung führt man am besten in der Natur aus (das Grün wirkt auf die Augen beruhigend. Erfreuen Sie sich an den Schönheiten in der Umgebung).

Ss, S: Eine andere Übung, um den Blickwinkel zu erweitern, ist folgende: Legen Sie die Hände wie Scheuklappen an die Schläfen, auf denen die Grundgelenke der Zeigefinger ruhen. Die Handflächen weisen zueinander, die Finger sind nach oben gestreckt. Die Kleinfingerkanten zeigen gerade nach vorne und die Ellbogen in Schulterhöhe nach außen. Suchen Sie sich gerade vor Ihnen einen Punkt in Augenhöhe und konzentrieren sich auf diesen. Ziehen Sie nun die Hände ganz langsam zur Seite (nach außen). Schauen Sie weiterhin auf Ihren Punkt, versuchen aber, die Auswärtsbewegung der Hände am Rande des Blickfeldes wahrzunehmen. Erleben Sie, wie sich die Gesichtszüge in Richtung Schläfen straffen. Wandern Sie mit den Händen wieder in Richtung Schläfen. Wiederholen Sie die Übung mehrmals nach außen und wieder zurück. Die Augen blikken immer noch auf den Punkt, nehmen aber die Bewegungen der Hände wahr (*Haltungskontrolle* nicht vergessen!). – **Abb. 104**

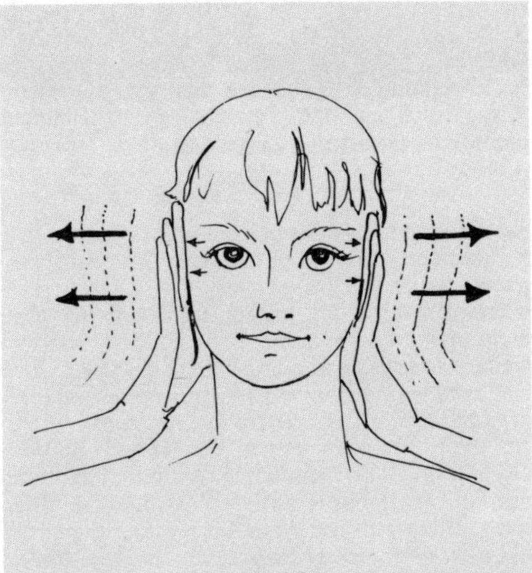

Abb. 104

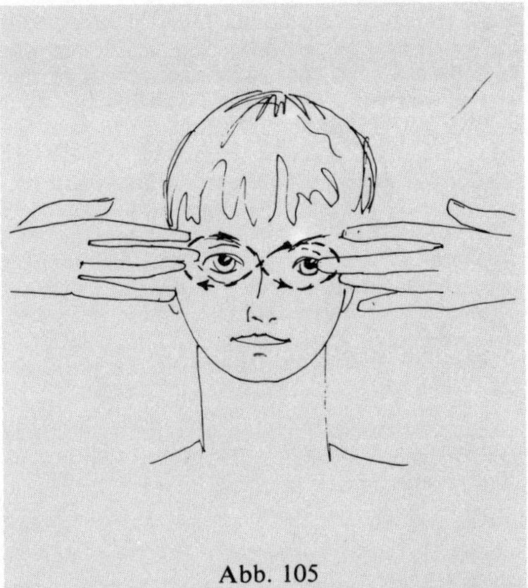

Abb. 105

Ss: Suchen Sie sich wieder einen Punkt in Ihrer Umgebung, der aber ein wenig über Augenhöhe liegt. Beobachten Sie diesen Punkt und beginnen Sie, sich bewußt auf diesen zu konzentrieren. Stellen Sie sich vor, Ihre Pupillen lägen ganz bei den inneren Augenwinkeln. Lassen Sie nun die Pupillen gedanklich zu den äußeren Augenwinkeln wandern und wieder zurück zu den inneren. Wichtig dabei ist der Zug von innen nach außen. Erleben Sie, wie sich beim Auswärtszug Ihre Augen weiten und die Augenmuskulatur aktiviert wird. Lassen Sie bei den Übungen immer die Lippen locker!

Ss: Ziehen Sie die äußeren Augenwinkel muskulär seitwärts nach außen (in Richtung Haaransatz). Verziehen Sie aber nicht das Gesicht!

Ss: Ziehen Sie die äußeren Augenwinkel schräg nach außen oben. Verstärken Sie bei dieser Bewegung gleichzeitig den Bodenkontakt und lassen Sie den Muskelzug ins Gesicht hochkommen. Das Seitwärtsdenken der Augenwinkel hebt diese und strafft Ihre Gesichtszüge.

Ss: Öffnen Sie die Augen und ziehen Sie diese nach oben außen. Lassen Sie die Augenringmuskeln gedanklich bis in den Haaransatz weit und groß werden.

Ss: Zeichnen Sie in Augenhöhe mit einem Finger (Fingerspitze zeigt zu den Augen) eine liegende Achterschleife in die Luft. Beginnen Sie von der Mitte aus nach rechts unten (innere Lidspalte, unterer Augenringmuskel, äußere Lidspalte, über Augenlid zurück zur inneren Lidspalte, Mitte überkreuzen und dann über linkes Auge). Folgen Sie dieser Bewegung mit den Augen. – **Abb. 105**
Geben Sie nun den Finger weg, und lassen Sie die Augen bewußt in großen liegenden Achterschleifen rollen. Schließlich blicken Sie geradeaus und führen die Achterschleifenbewegung nur noch gedanklich mit den Augenringmuskeln durch (Haltungskontrolle!).

Ss: Bei der folgenden Übung zeichnen Sie eine Brille um die Augen, und zwar so: Die Kuppen des Daumens und des Zeigefingers der jeweiligen Hand berühren sich, so daß sich zwei Kreise ergeben. Legen Sie nun diese mit geschlossenen Kuppen auf die Nasenwurzel und schauen wie durch eine Brille. Bewegen Sie die beiden Kreise ein kleines Stück auseinander (Brillensteg), öffnen Sie die Finger und führen Sie diese nach außen, als würden Sie damit einen großen Brillenrahmen um die Augen zeichnen. Sie schließen den Daumen und den Zeigefinger bei den Schläfen wieder und wandern mit den geschlossenen Fingerkuppen über die Ohren (Brillenbügel) hinweg zum Hinterkopf. – **Abb. 106**
Konzentrieren Sie sich ganz bewußt auf diese Bewegung. Erleben Sie beim Nachformen des Brillenrahmens den muskulären Auswärtszug der Gesichtsmuskulatur, welchen Sie dann zum oberen Teil des Hinterkopfes mitnehmen (äußere Augenwinkel beim Brillenbügelzeichnen gedanklich nach rückwärts mitnehmen).

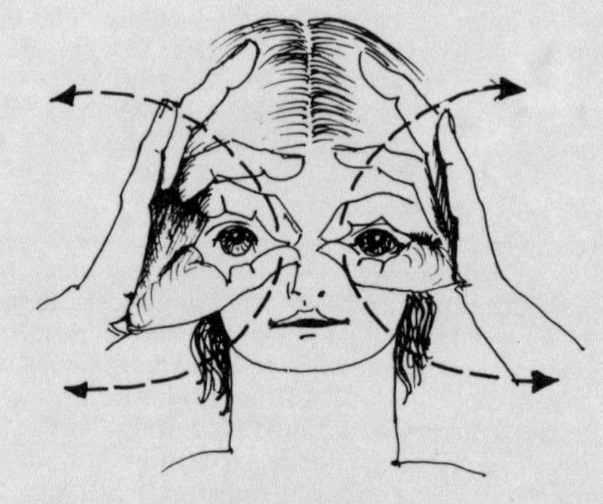

Abb. 106

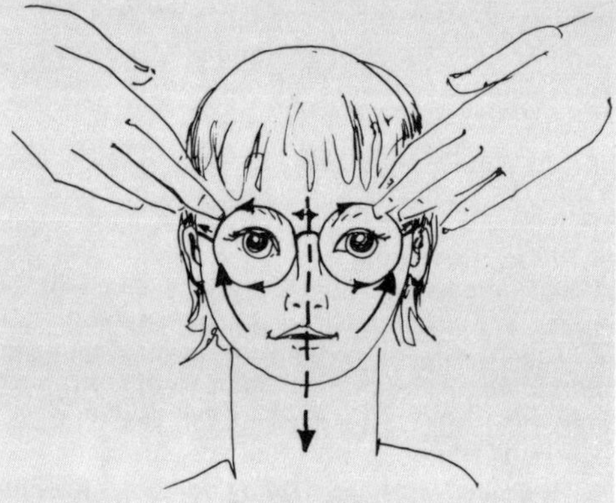

Abb. 107

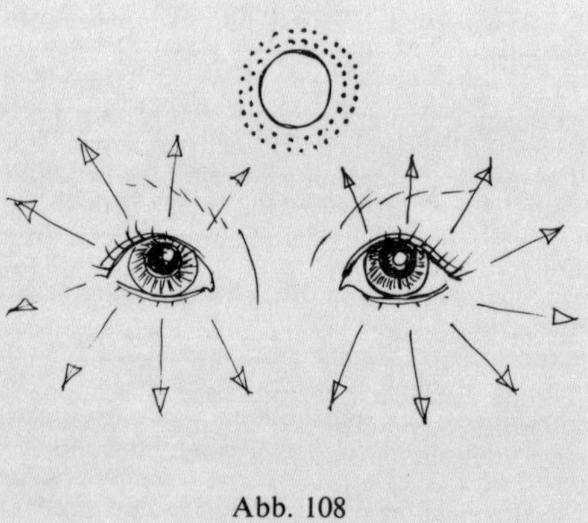

Abb. 108

Ss: Setzen Sie, wie bei der vorigen Übung, die Brille auf. Ziehen Sie aber diesmal bei der Auswärtsbewegung der Finger (Brillenrahmen) die Nase gedanklich lang (Gesichtsmitte herunter – Wangen steigen hoch! Verziehen Sie dabei jedoch nicht das Gesicht!). Lippen bleiben locker. – **Abb. 107**

Ss: Ähnliche Züge wie bei den beiden letzten Brillenübungen, nur stellen Sie sich jetzt eine sehr große Brille (Skibrille) vor. Beim Nach-rückwärts-Wandern der Finger schließen Sie diese nicht mehr (ganz breite Brillenbügel), sondern weiten den Augenringmuskel bis zu den Ohren und zum Haaransatz aus (*Hilfestellung:* gedachte große Skibrille mit breitem Gummizug).
All diese Übungen haben den Vorteil, daß das Gesicht in seiner natürlichen Ordnung bleibt und nur die Muskulatur aktiviert wird, ohne dabei das Gesicht zu verziehen. Achten Sie immer auf die *richtige Körperhaltung* sowie auf den *Bodenkontakt!*

Ss: Suchen Sie sich vis-à-vis in Augenhöhe einen Gegenstand und beobachten Sie diesen konzentriert (mit großem Interesse) und voll Freude. Werfen Sie strahlende Blicke auf diesen Gegenstand. Öffnen Sie die Augen, und lassen Sie den Körper emporwachsen (Bodenkontakt!). Lächeln Sie! Plötzlich aber denken Sie sich, so schön ist der Gegenstand ja gar nicht, und er interessiert Sie nicht mehr. Erleben Sie, wie im Körper die Spannung nachläßt. Bei einem interesselosen, hängenden Blick (Langeweile) geht der Körper in die Beugung.

Ss, S: Lassen Sie Ihre Augen wie zwei Sonnen strahlen. Weiten Sie die Augenringmuskeln, und öffnen Sie die Augen. Verschicken Sie aus den Augen Sonnenstrahlen in alle Richtungen (*Bodenkontakt!*). – **Abb. 108**

Ss, S: Stellen Sie sich vor, Sie hätten in der Mitte des Hinterkopfes ein drittes Auge, mit dem Sie nach hinten schauen könnten. Verstärken Sie den Bodenkontakt und lassen Sie den Muskelzug über die gehaltene Mitte und die langgezogene Wirbelsäule ins Gesicht hochkommen. Ziehen Sie in dieser Längsspannung die beiden äußeren Augenwinkel gedanklich zum dritten Auge. Lassen Sie Freude in Ihren Blick einkehren und spüren Sie die Öffnung des Körpers hin zur Außenwelt. Verharren Sie ein wenig in dieser Stellung und lösen Sie dann ganz langsam die Spannung zum aufrechten Sesselsitz.

Durch diese Übungen sollten Sie wieder ein Gefühl für die Weite des Blickfeldes erlangen. Für die Bekämpfung von mimischen Falten und für die Straffung der Züge im Obergesicht ist eine aktive Augenmuskulatur von großer Bedeutung.

Ein Mensch mit weitgeöffneten Augen (Weitblick!) bekommt viel mehr von seiner Umwelt zu sehen. Ein lebhafter und interessierter Blick zeugt von Ausgeglichenheit und Frohsinn. Hängende Augen vermitteln ein Bild der Trauer, der Langeweile und der Resignation.

Die Augen sprechen eine eigene Sprache. Wir beobachten und schauen mit ihnen fast die ganze Zeit und können über sie auch gleichzeitig mit unserer Umwelt sprechen. Mit Blikken ist die Ausdruckskraft in vielen Bereichen stärker und treffender als mit Worten. Über die Augen verstehen wir sogar Menschen, deren Sprache wir oft nicht einmal beherrschen. Aus ihren Beobachtungen ergibt sich vielfach der erste Eindruck, den wir von irgendeiner Person oder einem Gegenstand haben. Mit den Augen ist es uns sogar möglich, Leute positiv oder negativ zu beeinflussen. Man kann jemanden mit seinen Blicken durchbohren, anstarren oder „keines Blickes würdig" finden. Menschen, die uns nahestehen, werfen wir „zärtliche Blicke" zu.
Beim Sprechen existiert ebenfalls ein ständiger Augenkontakt. Der Gesprächs- oder Blickkontaktpartner reagiert meist auch darauf. Er kann unruhig und nervös werden oder sich verstanden fühlen. Daraus kann man erkennen, daß ein intaktes Erleben und Empfinden der Augen und ihrer Muskulatur wichtig für eine funktionierende Kommunikation und Verbindung mit der Außenwelt ist. Mit den Augen sollte man so viele Informationen wie möglich bewußt aufnehmen. Menschen, die die Augen offenhalten, wissen mehr über die Vorgänge in ihrem Umfeld und sind den anderen eine Nasenlänge voraus. Mit den Ismakogieübungen sind Sie auf dem besten Weg, diesen Weitblick zu erreichen.

Mundraum & Lippen

Auch im Mund- und Lippenbereich gibt es Fehlhaltungen. In der *Ismakogie* ist es wichtig, die Lippen nie aufeinanderzupressen oder den Mundringmuskel zusammenzuziehen (pfeifen), da dies den Gesichtszügen einen „verbissenen" Ausdruck verleiht und es zu starker Faltenbildung kommen kann.
Ein besonders krasses Beispiel sind die Nasenlippenfurchen, die sogenannten **Nasolabisfalten,** die meist von den beiden Nasenflügeln in kleinen Bogen in Richtung Mundwinkel verlaufen. Bei stärkerer Ausprägung führen diese Falten sogar an den Mundwinkeln vorbei zum unteren Gesichtsrand.
Zusammengepreßte Lippen verhindern außerdem den muskulären Aufwärtszug in die Wangen. Bei den folgenden Übungen werden Sie sehr oft den Hinweis „Lippen locker lassen" finden. Damit ist nicht ein Hängenlassen des Unterkiefers, sondern ein sanftes, entspanntes Aufeinanderlegen der Lippen bzw. ein herzliches Lächeln gemeint. Beim Lächeln ist noch zu erwähnen, daß dabei die Mundwinkel nicht zur Seite gezogen werden (vgl. „cheese"), sondern eher schräg nach oben tendieren sollten.

Übungen:

Ss, S: Nehmen Sie einen Spiegel zur Hand und beobachten Sie an Ihnen selbst die Faltenbildung in gewohnten Haltungen (etwa beim Sprechen und Lächeln). Diese Übung soll Ihnen die Art der Faltenbildungen bei den verschiedenen Fehlbewegungen verdeutlichen. Haben Sie keine Falten, so freuen Sie sich, und ziehen Sie aus den Übungen den Nutzen, Ihre glatte Haut zu bewahren.

Ss, S: Legen Sie beidseitig die Kuppen der Mittelfinger Ihrer Hände ganz leicht auf die Haut zwischen Nase und Oberlippe, und zwar neben der nach unten gedachten Verlängerung des Nasensteges bzw. neben der höchsten Erhebung des Lippenbogens. Ein fingerbreiter Zwischenraum sollte in der Mitte frei bleiben. Bilden Sie jetzt ganz zart mit den Fingerkuppen jeweils winzige Kreise (von der Mitte nach außen hoch und wieder zur Mitte herunter) und wandern Sie gleichzeitig kreisend nach außen in Richtung Mundwinkel bis ungefähr oberhalb derselben. Diese Übung dient der Lockerung der Oberlippenmuskulatur. Auch bei diesen Übungen sollten Sie immer auf eine „ismakogene" Haltung achten.

Ss, S: Legen Sie den Zeigefinger sanft unterhalb der Unterlippe, und zwar quer, auf das Kinn und

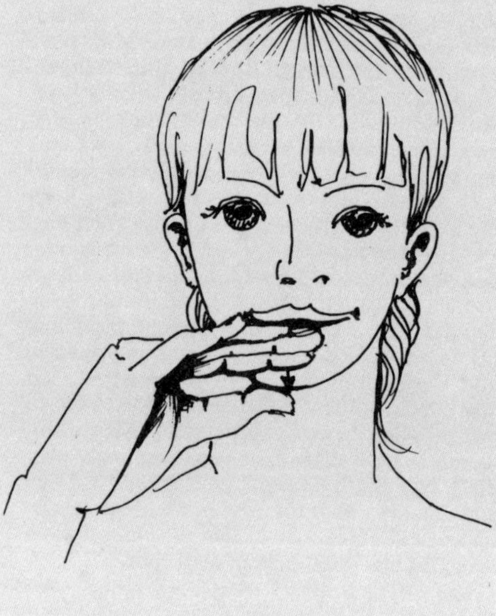

Abb. 109

den Daumen unter das Kinn (knapp vor dem Hals) auf den weichen Mundboden. Lockern Sie mit dem Zeigefinger die Unterlippe und bewegen Sie dann ganz zart die unter dem Zeigefinger liegende Muskulatur hinauf und hinunter (**Abb. 109**). Denn bei einer weichen Kinnmuskulatur sind die Lippen ebenfalls weich, und die Mundwinkel tendieren bei einem leichten Lächeln nach oben. Das gleiche gilt für den Mundboden. Ist dieser gelöst, so ist auch das Kinn geschmeidig.

Ss, S: Zu der folgenden Übung öffnen Sie die Lippen ein wenig und drücken federnd einen Handrücken sanft und wirklich zart darauf. Lassen Sie die Mundwinkel dabei jedoch nicht hängen! Die Lippen sollten dabei so weich wie beim Küssen eines Babys sein.

Ss, S: Stellen Sie sich einen Punkt im oberen Teil des Hinterkopfes vor. Ziehen Sie die Mundwinkel gedanklich nach oben rückwärts zu diesem Punkt, ohne ihre Stellung zu verändern. Verstärken Sie dabei den Bodenkontakt, lassen Sie den Muskelzug über die gehaltene Mitte und die langgezogene Wirbelsäule ins Gesicht hochkommen und nehmen Sie die Mundwinkel nur gedanklich – ohne sie zu verziehen – in diesem Aufwärtszug nach hinten zu dem gedachten Punkt mit.

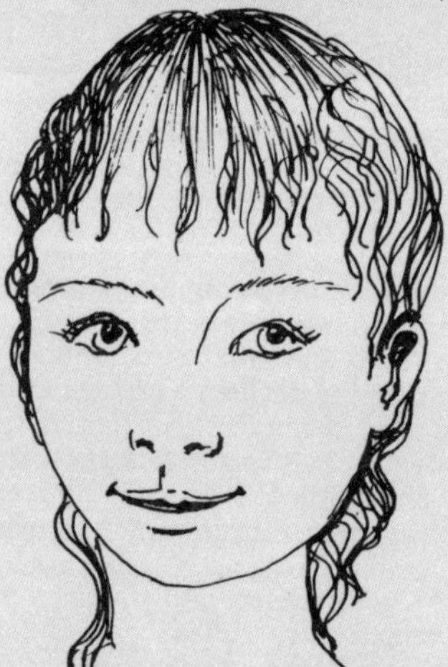

Abb. 110

Es gibt hier nur wenige Übungen speziell für die Lippen und den Mund, da eine enge Verbindung mit den Zungenübungen herrscht. Wir beschränken uns daher darauf, einige Ratschläge für eine schönere Lippenform zu geben:

- Ziehen Sie die Unterlippe nicht über die oberen Schneidezähne, sondern belassen Sie sie auf ihrem Platz vor den unteren Schneidezähnen!
- Vermeiden Sie es, die Mundwinkel hinunterzuziehen, da sonst die Nasolabisfalte immer länger und die Oberlippe schmäler wird! – **Abb. 110**
- Der Mundringmuskel sollte nie eng zusammengezogen werden (Gefahr der Faltenbildung)!

Eine hinaufgezogene Unterlippe (in Verbindung mit zusammengekniffenen Augen) läßt Sie oft böse, kritisch und mürrisch erscheinen.

- Verspannen Sie die Kinnmuskulatur nicht, da sonst der aufwärtsstrebende Muskelzug die Wangen nicht erreicht!
- Lächeln Sie oft und herzlich (kein Cheese-Lächeln!), die Mundwinkel dabei schräg nach oben denken!

Zunge

Bei geschlossenem Mund liegt die Zungenspitze hinter den unteren Schneidezähnen, der Teil nach der Zungenspitze befindet sich am Gaumen hinter den oberen Schneidezähnen. Auch bei der Zunge existiert der Wechsel von Beugen und Strecken: Liegt die Zunge unten am Mundboden, so befindet sie sich in Beugung; beim Schluckakt hingegen wird sie nach oben auf den Gaumen gedrückt – sie ist somit in Streckung.

Übungen:

Ss, S: Stellen Sie einmal bewußt fest, was Ihre Zunge alles kann: Es ist möglich, sie in die Länge und in die Breite zu ziehen, gegen einen Widerstand (Zähne, Gaumen) zu drücken oder sie hochzuheben. Da die Zunge nur im hinteren Teil eine starke Beziehung zum Körper besitzt, ist sie vorne frei und somit äußerst beweglich.

Ss, S: Stellen Sie sich vor, oben, an der höchsten Stelle Ihres Gaumens, klebt ein Zuckerl. Legen Sie die Zungenspitze innen auf die unteren Schneidezähne und wölben bzw. drücken Sie die Zunge gegen den Gaumen (Zähne nicht zusammenpressen, Lippen locker lassen!). Versuchen Sie nun, über den Zungenboden nach oben hinten etwas von dem gedachten Zuckerl in den Schlund abzusaugen (die Zungenspitze bleibt aber in ständigem Kontakt mit den unteren Schneidezähnen). – **Abb. 111**

Ss, S: Die folgende Übung hat den gleichen Bewegungsablauf wie die vorige. Während Sie jetzt mit dem Zungenboden nach oben hinten etwas vom Zuckerl absaugen (Zungenspitze auf den unteren Schneidezähnen lassen!), nehmen Sie beim Saugakt gleichzeitig das Unterkiefer nach hinten oben (in Richtung Ohren) mit. – **Abb. 112**

Ss: Legen Sie die Zungenspitze wieder innen hinter die unteren Schneidezähne und belassen Sie sie während der gesamten Übung an diesem Platz. Saugen Sie nun mit der Zunge vorne am Gaumen (knapp hinter den oberen Schneidezähnen), und zwar zuerst in der Mitte, dann etwas mehr nach rechts und schließlich mehr nach links. Lassen Sie das Kiefer aber ruhig und die Zungenspitze an den unteren Schneidezähnen. Diese Bewegung wird vielfach von Babys beim Saugen ausgeführt.

Ss: Die letzten beiden Übungen können kombiniert werden: Die Zungenspitze bleibt wieder in

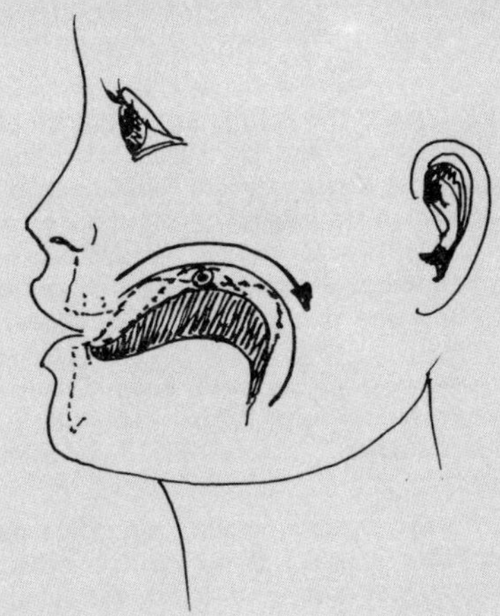

Abb. 111

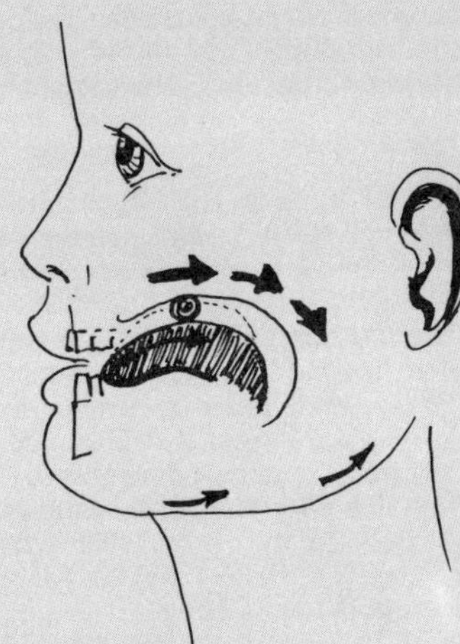

Abb. 112

Kontakt mit den unteren Schneidezähnen. Lassen Sie den Zungenbogen mit muskulärem Zug hochsteigen, zuerst hinter die oberen Schneidezähne, dann weiter zum höchsten Punkt des Gaumens und schließlich nach hinten zum Schlund.

Ss, S: Rollen Sie die Zunge am Gaumen ab. Belassen Sie dazu – wie bei den vorhergehenden Übungen – die Zungenspitze hinter den unteren Schneidezähnen und drücken Sie die Zunge Millimeter für Millimeter an den Gaumen, von den oberen Schneidezähnen über den Gaumen bis zum Schlund und den gleichen Weg wieder nach vorne.
Diese Bewegung gleicht der einer Löschwiege, welche man früher zum Abtrocknen der Tintenschrift verwendete.

Ss, S: Zungenspitze wieder an die unteren Schneidezähne legen. Lassen Sie den Zungenboden hochsteigen und breiten Sie die Zunge am Gaumen aus. Die Zunge soll richtig breit werden. Vergessen Sie beim Üben nie auf die aufrechte Ismakogie-Haltung, auch nicht darauf, die Lippen locker zu lassen und zu lächeln. Verziehen Sie bei den Übungen nicht das Gesicht, sondern lassen Sie nur die Zunge arbeiten.

Ss, S: Breiten Sie die Zunge am Gaumen aus (Zungenspitze an die unteren Schneidezähne!). Ziehen Sie abwechselnd zuerst den rechten und dann den linken Zungenaußenrand und schließlich beide gleichzeitig nach oben (zu den Zähnen).

S: Die nächste Übung ist eine sogenannte Buchstabenübung (vgl. Kiefer). Sprechen Sie ein langgezogenes „N“ und lassen Sie es aus dem Bauchraum ins Gesicht aufsteigen. Dabei verstärken Sie den Bodenkontakt (Knie nicht durchstrekken!), stellen das Becken gerade (kurzziehen!), holen die Wirbelsäule aus dem Becken und ziehen diese nach oben lang und drücken den Zungenbogen an den Gaumen (Zungenspitze bleibt wie immer an den unteren Schneidezähnen). Das „N“ steigt zugleich mit dem Muskelzug nach oben. Erkennen Sie die Parallelität von Fußgewölbe, Beckenboden und Zungenbogen und erleben Sie diese Längsspannung! Wenn das „N“ das Gesicht erreicht hat, lösen Sie die Spannung durch das Sprechen des Buchstabens „A“.

Die folgende Übung dient dem bewußten Erleben der sogenannten **Schlundschnürer,** die für das Weiterbefördern der Nahrung vom Mundraum in die Speiseröhre verantwortlich sind. Haben Getränke und Speisen die Schlundschnürer passiert, so sind sie weitgehend unserem Willen entzogen. Es besteht ein direkter Zusammenhang zwischen Mund, Schlund und Verdauungstrakt.

Ss, S: Stellen Sie sich vor, daß in Ihrer Mundhöhle etwas Saures ist (Hilfestellung: ein Schluck frischgepreßter Zitronensaft). Schlucken Sie den sauren Saft nun hinunter. Erleben Sie ganz bewußt das Zusammenziehen der Schlundschnürer und das Hochsteigen der Zungenbrücke. Da wir schon festgestellt haben, daß die Fußgewölbe und die Zungenbrücke über Muskelketten verbunden sind, verstärken Sie beim Schlucken den Bodenkontakt und lassen Sie den Körper in Streckung gehen.

Ss, S: Stellen Sie sich wieder vor, an Ihrem Gaumen klebt ein Zuckerl. Legen Sie die Zungenspitze innen an die unteren Schneidezähne und belassen Sie diese während der gesamten Übung an dem Platz. Sprechen Sie ein deutliches, langgezogenes „N“, das Sie aus dem Beckenraum hochsteigen lassen. Verstärken Sie dazu bei der Aufwärtsbewegung des „N“ den Bodenkontakt, ziehen Sie kurz und richten Sie die Wirbelsäule auf. Wenn das „N“ das Gesicht erreicht hat, lassen Sie es über die Zunge von vorne über oben nach hinten gehen. Heben Sie dabei den Zungenbogen hinter den oberen Schneidezähnen hoch und saugen Sie beim Nach-rückwärts-Wandern etwas von dem Zuckerl ab (Zungenspitze aber an den unteren Schneidezähnen lassen!). Erleben Sie ein wenig diese Streckung, entspannen Sie sich dann durch das Sprechen des Buchstaben „A“ und legen Sie die Zunge wieder auf den Mundboden (Beugung).

Ss: Legen Sie die Fingerkuppen an die Schläfen. Drücken Sie die Mahlzähne zusammen und die Zunge an den Gaumen. Erleben Sie die reine Muskeltätigkeit im Schläfenbereich. Beim faulen Kauen – ohne bewußten Muskeleinsatz – spüren Sie diese Muskel kaum.

Die Zunge wird im täglichen Leben fast nicht beachtet, obwohl sie bei vielen Tätigkeiten (Kauen, Schlucken, Sprechen) beteiligt ist. Über sie bekommen wir auch die ersten geschmacklichen Informationen der Nahrung (süß – sauer, salzig – bitter, heiß – kalt).
All diese Zungenübungen wirken der Bildung eines Doppelkinns entgegen oder bessern dieses und bewirken eine Stärkung und Aktivierung der Wangenmuskulatur.

Das Gesicht

Die **Gesichtsmuskulatur** sollte möglichst ruhig gehalten und in keine Richtung verzogen werden. Jede unnötige Grimassierung ist eine Schädigung. Man beansprucht oft die Gesichtsmuskulatur völlig überflüssig, obwohl die eigentliche Tätigkeit von einem anderen Körperteil ausgeführt wird (z. B. Verziehen des Mundes beim Öffnen einer Dose, Faltenziehen beim Überlegen usw.). Auch beim Verziehen des Gesichtes bei Kälte stellt sich im Körper kein Wärmegefühl ein. Dauerhafte Fehlbewegungen und Fehlhaltungen im Gesicht machen sich unbarmherzig durch Falten bemerkbar. Witterungseinflüsse (Wind, Sonne) spielen für den Zustand der Gesichtshaut ebenfalls eine große Rolle, da sie meist unverhüllt ist. Die Übungen sind so angelegt, daß sie die muskuläre Ordnung im Gesicht beachten und ein Verziehen der Muskulatur bei irgendeiner Übung falsch wäre – die Muskeln arbeiten hier ausschließlich in ihren Funktionen. Es darf dabei aber nicht der Eindruck entstehen, daß das Gesicht starr und ausdruckslos wird. Es bleibt trotz richtiger muskulärer Führung lebhaft und beweglich.

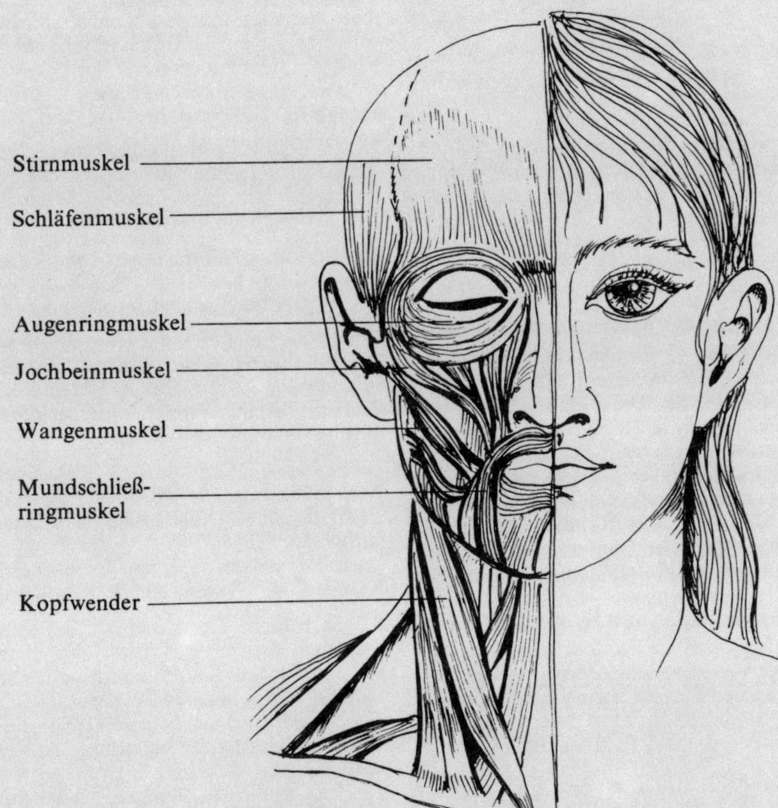

Die Gesichtsmuskulatur

Übungen:

Ss, S: Heben Sie den rechten Arm, so daß die Handfläche zur Wange weist (Ellbogen zeigt seitlich nach außen und die Finger gestreckt nach oben). Verstärken Sie den Bodenkontakt und führen Sie dabei die gestreckte Handfläche gedanklich muskulär mit Mittelfingerführung in der Luft an der Wange entlang über das Ohr hinauf, bis zum Scheitel. Versuchen Sie, ohne das Gesicht zu verziehen, im muskulären Aufwärtszug die Muskulatur der rechten Gesichtshälfte mit nach oben zu nehmen. Üben Sie den gleichen Bewegungsablauf auch mit der linken Hand und der linken Gesichtshälfte.

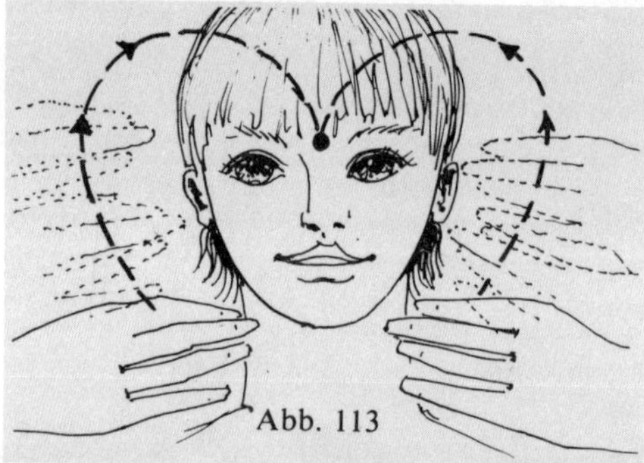

Abb. 113

Ss, S: Die vorherige Übung kann natürlich auch mit beiden Händen gleichzeitig durchgeführt werden. Die Bewegung gleicht dann einem Einrahmen des Gesichts. Die Handflächen zeigen wieder zu den Wangen, die Ellbogen nach außen und die Finger nach oben. Verstärken Sie den Bodenkontakt, stellen Sie das Becken gerade und richten Sie die Wirbelsäule auf. Führen Sie gleichzeitig die gestreckten Handflächen mit Mittelfingerführung in der Luft am Kopf entlang über die Wangen und die Ohren hinauf, bis zum Mittelscheitel, und nehmen Sie dabei gedanklich die Gesichtsmuskulatur mit. Gesicht aber nicht verziehen!

Ss, S: Heben Sie die Hände bis knapp unter das Kinn, Handrücken zeigen schräg nach vorne und die Finger mehr seitlich nach oben (Kinn). Die Ellbogen sind vom Körper abgehoben. Zeichnen Sie mit den Fingerkuppen (Mittelfingerführung) in der Luft, aber ganz knapp beim Gesicht, die Gesichtsform nach (rechte Mittelfingerkuppe – rechte Gesichtshälfte, linke Mittelfingerkuppe – linke Gesichtshälfte). Führen Sie die Finger über das Kinn nach außen über die Wangen, vorbei an den Ohren und entlang des Haaransatzes, bis sich die Mittelfinger in der Gesichtsmitte (Stirne) fast berühren (Finger zeigen die ganze Zeit nach oben). Wandern Sie mit den Fingern über den Nasenrücken (Nase langziehen) bis zum Kinn herunter, dabei aber Lippen locker lassen, da sonst der Muskelzug unterbrochen wird. Diese Bewegung gleicht einer Herzform. Verstärken Sie beim Nach-oben-Führen der Hände den Bodenkontakt, speziell an den Fußaußenrändern, und nehmen Sie im muskulären Aufwärtszug die Gesichtsmuskulatur mit der Bewegung der Hände mit (außen nach oben, in der Mitte nach unten). – **Abb. 113**

Bei dieser Übung können Sie all das anwenden, was Sie in den vorigen Kapiteln gelernt haben (Augen weit aufmachen, Lippen locker, Zungenbrücke heben, Gehörgang öffnen, lebhafter Blick, herzliches Lächeln).

Achten Sie bei all diesen Übungen auf eine „ismakogene" Haltung!

Übung für Gesichtsmitte:

Ss, S: Legen Sie die Fingerkuppen sanft auf die Schläfen und ziehen Sie diese leicht und zart ein winziges Stück, ohne dabei die Haut zu verschieben, schräg nach hinten oben in den Haaransatz.

Ss, S: Fingerhaltung wie oben. Versuchen Sie nun, mit der Kraft der Schläfenmuskel die Fingerkuppen nach hinten oben hochzuziehen.

Durch die muskulären Zusammenhänge tendiert beim Aufwärtszug der Schläfen der Nasenrücken in Richtung Boden. Das Erfühlen dieser Verbindungen bedarf eines hervorragenden Körpergefühls und einiger Übung.

Ss, S: Legen Sie den rechten Mittelfinger auf den Nasenrücken, so daß die Fingerkuppe am oberen Ende desselben (Nasenwurzel zwischen den Augen) ruht. Ziehen Sie mit dem Finger, ohne jedoch diesen vom Platz am Nasenrücken wegzubewegen, den Nasenrücken in Richtung Boden.

Ss, S: Führen Sie denselben Bewegungsablauf wie oben durch. Verstärken Sie diesmal beim Hinunterziehen des Nasenrückens den Bodenkontakt und versuchen Sie gleichzeitig, muskulär die Nasenflügel nach außen und die Wangen hochzuziehen. Ist die Nase lang, so wandern die Wangen und Schläfen hinauf; wird die Nase kurz, so gehen die Wangen und Schläfen hinunter.

Ss: Eine weitere Variante dieser Übung ist die Kombination mit der Atmung: Ziehen Sie den Nasenrücken nunmehr muskulär in Richtung Boden (Finger nur noch unterstützend) und atmen Sie dabei aus. Lassen Sie dabei den Muskelzug über den Bodenkontakt nach oben in die Wangen einfließen. Beim Einatmen geht die Nase wieder hinauf, die Wangen gehen hinunter.

Erwähnenswert ist noch die muskuläre Verbindung von Nase und Oberlippe, die die Bewegungen der Nase mitvollzieht:
Ss, S: Legen Sie wieder den Mittelfinger auf den Nasenrücken. Lassen Sie nun beim Ausatmen mit dem Buchstaben „N" eine Längsspannung im Körper entstehen. (Sie wissen bereits, das langgezogene „N" steigt im muskulären Aufwärtszug von der Mitte nach oben ins Gesicht.) Die Nase wird lang, und die Wangen gehen nach oben. Lösen Sie die Spannung beim Einatmen: Die Nase wird kurz – Wangen wandern wieder nach unten.
Ss, S: Legen Sie die Mittelfinger seitlich auf die Nasenflügel und drücken diese leicht zusammen. Schieben Sie nun mit den Nasenflügeln die Finger wieder weg. – **Abb. 114**

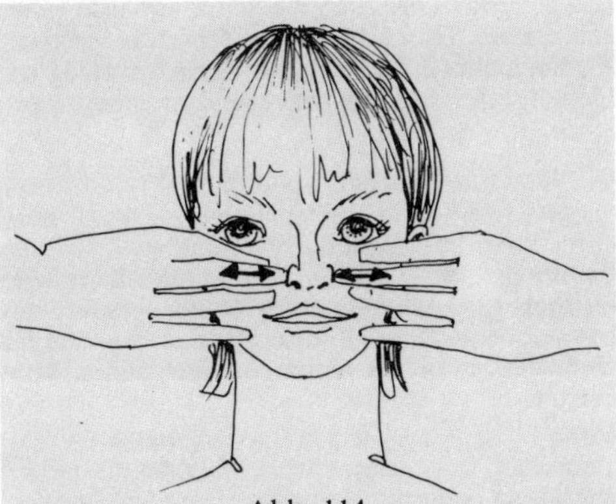

Abb. 114

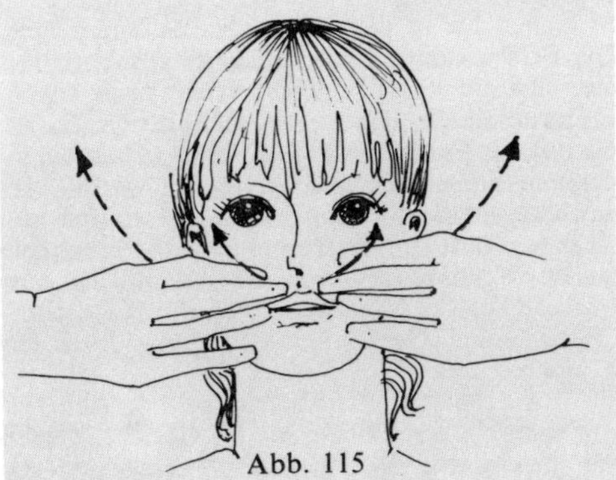

Abb. 115

Wiederholen Sie diesen Bewegungsablauf mehrmals.
Für etwas Geübtere: Schieben Sie mit den Nasenflügeln die Finger weg. Nützen Sie diesen Zug aus, um die Finger mit Mittelfingerführung weiter über die Wangen zu den Ohren zu führen. – **Abb. 115**

Achten Sie wieder bei all diesen Übungen auf die richtige Körperhaltung!

Die Voraussetzung für **spürbare Muskelzüge** im Gesicht sind

- *rege Fußmuskelaktivität* (Bodenkontakt)
- *aufrechte Körperhaltung* (Bauchmuskulatur kurzziehen, Wirbelsäule langziehen)
- *keine Verspannungen im Gesicht* (Lippen locker, weiches Kinn)

Bei Gesichtsübungen sollte stets die gesamte Körpermuskulatur eingesetzt werden. Dadurch kommt es zu einer stärkeren Durchblutung und somit zu einer Verbesserung der Hautbeschaffenheit wie auch – durch die Festigung der Gesichtskonturen – zu einer Harmonisierung des Mienenspiels als Ausdrucksmittel wiedergewonnener, innerkörperlicher Ordnung.
Infolge des muskulären Zusammenhanges wirkt sich jede Fehlhaltung des Körpers auch im Gesicht aus:

- Ist der Körper in sich zusammengesunken, hängen meist auch Mundwinkel und Augen (Muskelabwärtszug).
- Vermeiden Sie es, die Augenbrauen hochzuziehen (Faltenbildung im Stirnbereich)!
- Die Haltung der Wirbelsäule ist ausschlaggebend für die Kopfhaltung, die ihrerseits für Einsatzbereitschaft und Aktivität der Gesichtsmuskulatur verantwortlich ist.
- Vermeiden Sie es, die Mundwinkel hinunterzuziehen! Dadurch wird die Nasolabisfalte (zwischen Nasenflügel und Mundwinkel) länger und die Oberlippe schmäler.
- Schieben Sie niemals das Untergesicht (Kinn und Mund) nach vor! Denn das betont die ungehaltene Querspannung.
- Je mehr das Gesicht (Schädel) aus dem Körper „herausgezogen" wird, desto schöner und gefestigter wird es.

Das Gesicht ist Ausdrucksmittel und Spiegel unserer Persönlichkeit. Ein Sprichwort sagt uns:
Lächle und du kannst nicht traurig sein,
Lächle und du kannst nicht wütend sein.

Ganzkörperübungen

Das letzte Kapitel ist den Ganzkörperübungen gewidmet. Konzentrieren Sie sich auf den gesamten Körper und verbinden Sie alles vorher Gelernte in den einzelnen **Übungen:**

Ss: Nehmen Sie bewußt die aufrechte Ismakogiehaltung ein und achten Sie besonders auf die vier rechten Winkel. Legen Sie die Handrücken auf die Oberschenkel. Verstärken Sie den Bodenkontakt und stellen Sie sich vor, Ihre Füße wären angeklebt. Ziehen Sie nun die Fußsohlen (Bodenkontaktpunkte) gedanklich muskulär nach vorne. Sie spüren nun eine intensive Muskeltätigkeit in den Oberschenkeln, das Becken stellt sich gerade, die Bauchmuskulatur wird dadurch kurzgezogen, der ganze Körper geht in Streckung.

Ss: Eine ähnliche Wirkung können Sie erzielen, wenn Sie nach Verstärkung des Bodenkontaktes die Fersen und die Ballen zwar an ihrem Platz belassen, diese aber gedanklich muskulär in Richtung Sessel zurückziehen. Nun ist der Muskelzug aber mehr an den Unterseiten der Oberschenkel spürbar. Greifen Sie zur Kontrolle zwischen den Beinen an die innere untere Oberschenkelmuskulatur. Beugen Sie sich dazu mit gehaltener Mitte aus dem Hüftgelenk vor und lassen Sie den Schultergürtel gerade (Schulterblattspitzen zueinanderziehen).

Ss: Ziehen Sie die Fersen bei intensivem Bodenkontakt (gedanklich muskulär) zueinander, als wollten Sie aus zwei Fersen eine machen. Die Vorfüße und die Knie bleiben aber leicht geöffnet. Der Muskelzug steigt von den Beinen über die gehaltene Mitte und die langgezogene Wirbelsäule in den Nacken und weiter über die Schädeldecke nach vor ins Gesicht. Öffnen Sie dazu auch ganz bewußt die Augen, spitzen Sie die Ohren (nach oben langziehen) und lassen Sie die Lippen locker. Lächeln Sie von Herzen!

Ss: Wenn Sie die Bodenkontaktpunkte an Ihrem Platz belassen und die Vorfüße gedanklich muskulär nach außen ziehen, steigt der Muskelzug auch an der Vorderseite hoch. Der Körper hebt sich dann über die Sitzknorren in die Längsspannung, und der Brustkorb weitet sich. Erleben Sie, wie sich der aufwärtsstrebende Muskelzug über den gesamten Organismus ausbreitet.

Ss: Gehen Sie in die *ismakogene Schrittstellung.* Stellen Sie sich wieder vor, die Bodenkontaktpunkte wären angeklebt. Ziehen Sie nun die Fersen gedanklich muskulär zueinander und gleichzeitig zur jeweils gegenüberliegenden Seite (die rechte Ferse zieht nach links und die linke Ferse nach rechts außen). Lächeln Sie, lassen Sie Freude in Ihren Blick kommen und den Muskelzug über die gehaltene Mitte und die langgezogene Wirbelsäule ins Gesicht hochsteigen.

Ss: Um diese Wirkung noch zu verstärken, drehen Sie noch zusätzlich – nur gedanklich muskulär – die Vorfüße nach außen (die Fersen sind wieder zueinander und zur jeweils gegenüberliegenden Seite gezogen). Durch das gedanklich muskuläre Auswärtsdrehen der Vorfüße weitet sich der Brustkorb, und die Schulterblätter gehen zueinander. Durch bewußt geöffnete Augen und ein herzliches Lächeln kann der Muskelzug das Gesicht erreichen und Ihr Aussehen dadurch verschönern.

Ss: Verstärken Sie den Bodenkontakt und ziehen Sie gleichzeitig die Oberschenkel muskulär nach vorne lang. Durch diese Bewegung stellt sich das Becken gerade, und die Bauchmuskulatur wird kurzgezogen (der „Bauch" geht körpereinwärts). Lassen Sie die Lippen locker und erleben Sie bewußt den in Ihrem Körper aufsteigenden Muskelzug.
Diese Übungen sollten mit zunehmender Praxis mehr und mehr innerkörperlich sein, so daß sie überall unbemerkt ausgeführt werden können. Sie wirken bei langem Sitzen der Müdigkeit entgegen und steigern Ihre Aktivität.

S: Gehen Sie in die *ismakogene Schrittstellung.* Die Fersen stehen dabei auf einer gedachten Linie, und die Vorfüße zeigen leicht nach außen. Drücken Sie die Kniekehlen nicht durch. Ziehen Sie nun die Fersen gedanklich muskulär zueinander und drehen Sie gleichzeitig die Vorfüße gedanklich muskulär nach außen. Sie spüren nun einen starken Aufwärtszug in den Oberschenkeln (an der Vorderseite durch das gedankliche Auswärtsdrehen der Vorfüße und an der Rückseite – Oberschenkel, Gesäß, Beckenboden – durch das Zusammenziehen der Fersen).
Wenn Sie die Mitte kurzziehen, geht der Muskelzug ebenfalls nach oben, bis ins Gesicht. Ziehen Sie gleichzeitig die Wirbelsäule lang und die Schulterblattspitzen zueinander.

S: Verstärken Sie den Bodenkontakt und drükken Sie ganz bewußt den äußeren Knöchel über den Fußaußenrand in den Boden. Ziehen Sie die Fußgewölbe innen nach oben. Erleben Sie nun beim bewußten Kurzziehen das Schließen der Beckenbodenmuskulatur und den muskulären Aufwärtszug über die langgezogene Wirbelsäule bis hinauf in das Gesicht (Zungenbrücke sollte sich ebenfalls heben).

Ss: Legen Sie die Hände leicht gekreuzt so übereinander, daß der Handrücken der oberen auf der Handfläche der unteren Hand ruht. Legen Sie die Hände nun in dieser Stellung auf die Oberschenkel und belassen Sie diese dort. Nehmen Sie die Schulterblattspitzen zusammen und ziehen Sie kurz. Ziehen Sie die Daumen nun mit Zug senkrecht nach oben, verstärken Sie gleichzeitig den Bodenkontakt, speziell an den Fußaußenrändern, und drücken Sie die Handrücken auf die Oberschenkel: Der Körper geht in Längsspannung. Ziehen Sie jetzt die Daumen aus dieser Stellung mit Zug so weit wie möglich nach außen. Dabei weitet sich der Brustkorb, die Schulterblätter gehen zueinander, und die Bauchmuskulatur festigt sich.

Die 16 Verbote der Ismakogie

Grundsätzlich gilt: **Vermeiden Sie den muskulären körperabwärts strebenden Dauerzug!**

1. Verbot **Nicht lümmeln noch grundlos anlehnen oder aufstützen!**
Der Körper „rinnt“ nämlich dabei auseinander, die Wirbelsäule sinkt in sich zusammen – und somit auch der gesamte Bewegungsapparat. Die Schwerkraft kann hier ungehindert angreifen. **– Abb. 116**

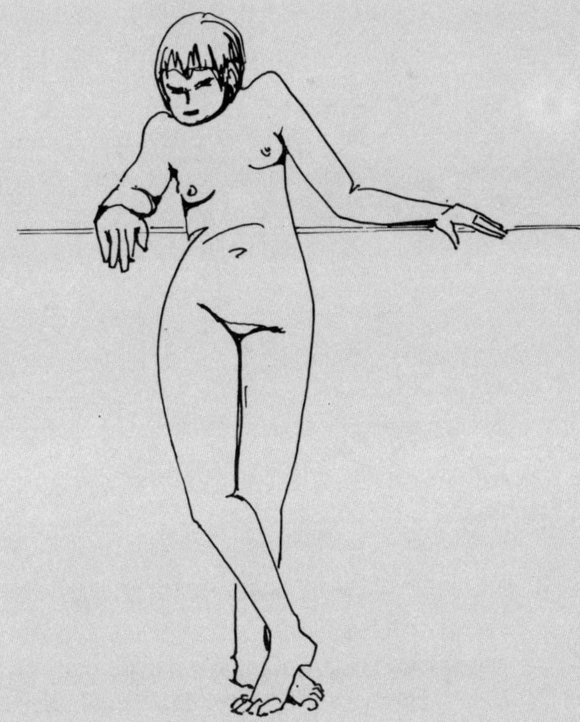

Abb. 116

2. Verbot

Nicht anhaltend auf einem Bein schief stehen!
Das Becken wird seitwärts gekippt und die Wirbelsäule aus ihrer natürlichen Führung gedrückt. – **Abb. 117**

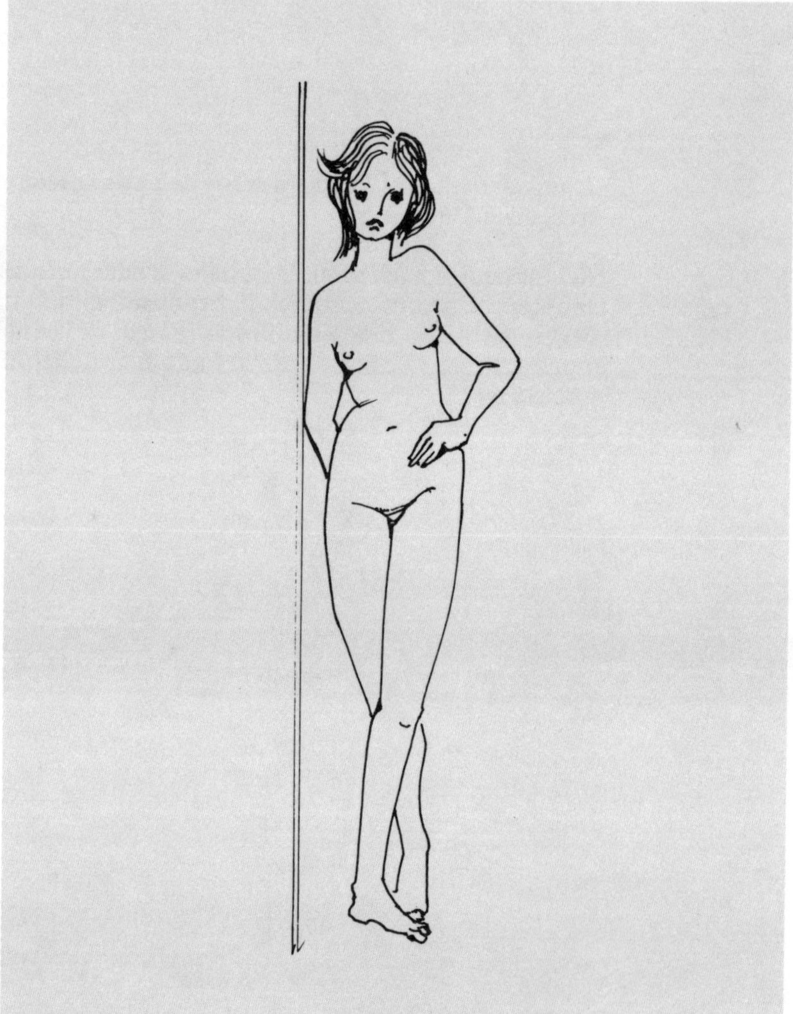

Abb. 117

3. Verbot

Weder die Unterschenkel noch die Füße im Sitzen um die Sesselbeine schlingen oder unter dem Stuhl überkreuzen!
Aufrichten in den Vier-Winkel-Sitz (Sesselsitz) oder in den Sesselsitz mit Schrittstellung (Schrittmitte, nach oben verlängert, ergibt einen gedachten rechten Winkel mit dem Oberschenkel).

4. Verbot **Beim Sitzen nicht nur mit den Fußspitzen den Boden berühren!**
Das bewirkt eine unnatürliche Muskelbelastung und macht den Einsatz des Bodenkontaktes unmöglich.

5. Verbot **Nicht fersenauswärts stehen, gehen oder sitzen!**
Die Körpermitte wird breit, und der Beckenboden (Leibesöffnungen) hat keine muskuläre Führung. In dieser Haltung ist der Einsatz des Bodenkontaktes nicht gewährleistet. – **Abb. 118**

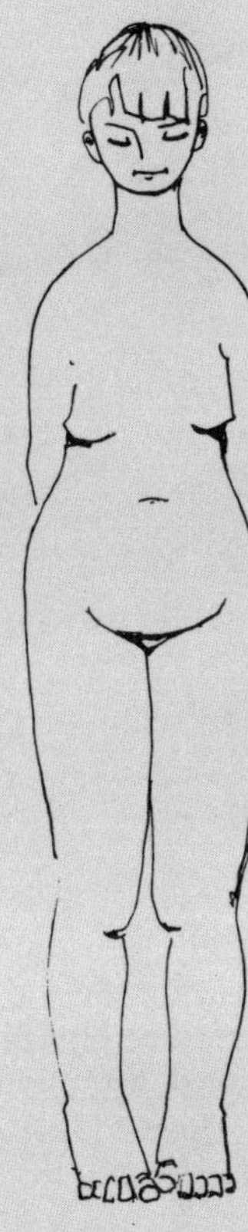

Abb. 118

6. Verbot

Überkreuzen Sie nicht die Oberschenkel!
Der Blutkreislauf ist dadurch behindert. Durch die Schwerkraft wird der obere Schenkel auf den unteren gedrückt, die Blutgefäße eingeengt und somit der Hin- und Rückfluß des Blutes beeinträchtigt. „Eingeschlafene" Füße sind die mögliche Auswirkung. – **Abb. 119**

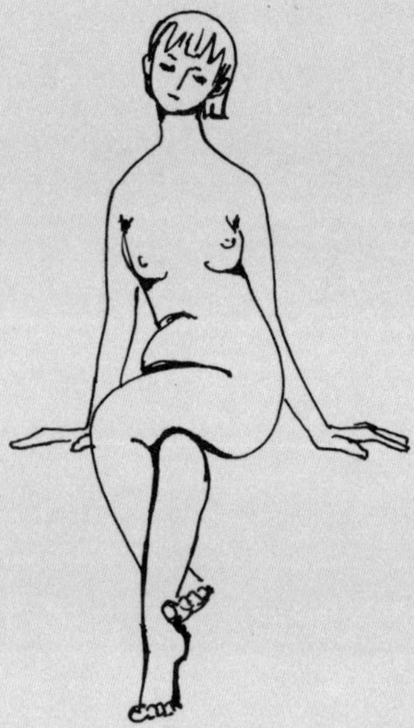

Abb. 119

7. Verbot

Verschränken Sie nicht die Arme!
Die Schultern werden nach vorne gezogen, die Rückenmuskulatur wird ausgedehnt (Rundrücken), der Brustkorb eingeengt. Meist ist bei dieser Haltung auch der Körper in sich zusammengesunken, der Bauch vorgewölbt, und die Arme drücken auf die Bauchdecke. Dadurch können die inneren Organe in ihren Funktionen behindert werden. Bei Frauen kann diese Haltung auch die Entwicklung eines Hängebusens fördern.
Oft ist beim Sitzen eine Kombination von überkreuzten Oberschenkeln und verschränkten Armen zu beobachten – und beim Stand die Verbindung von verschränkten Armen, einem Hohl-

kreuz und einseitiger Belastung eines Beines (siehe 2. Verbot). – **Abb. 120**

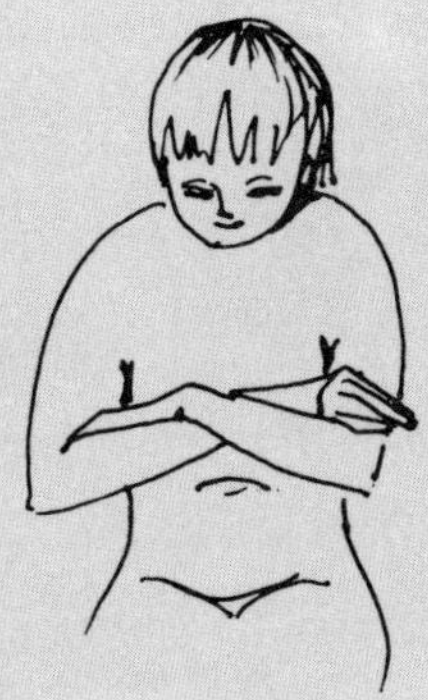

Abb. 120

8. Verbot

Stützen Sie die Arme nicht ohne muskuläre Führung auf! (Lümmeln mit den Ellbogen am Tisch.) Der Hals wird optisch verkürzt, und der Kopf befindet sich als Last zwischen den Schultern. Bei dieser Haltung besteht die Gefahr, daß sich ein Doppelkinn bildet. – **Abb. 121**

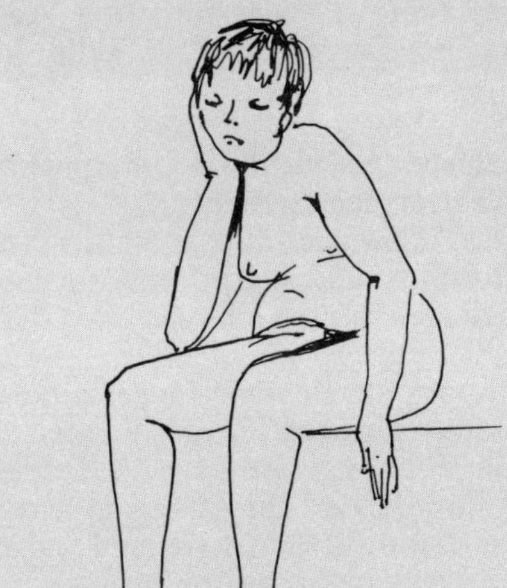

Abb. 121

9. Verbot **Lassen Sie nicht die Schultern vorfallen!**
Die Wirkung ist ähnlich der im 7. Verbot beschriebenen Fehlhaltung (Rundrücken, abgesunkener Brustkorb). – **Abb. 122**

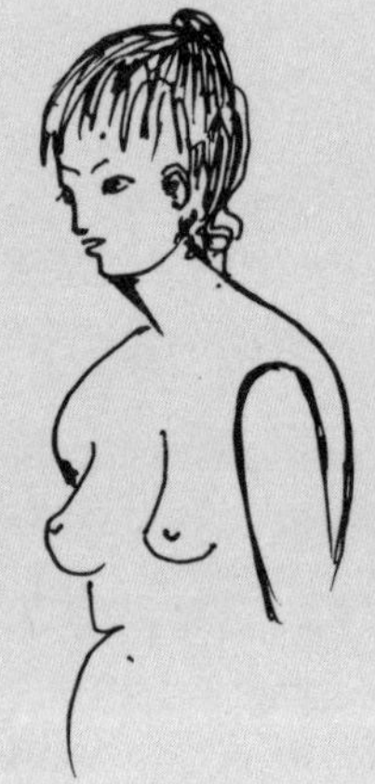

Abb. 122

10. Verbot **Verflechten Sie nicht die Finger über eine längere Zeit vor dem Körper!**
Auch hier kommt es zu ähnlichen Fehlhaltungen, wie sie schon unter Punkt 7 angeführt sind (Ausbildung eines Rundrückens und bei Frauen eines Hängebusens, Hohlkreuz, abgesunkener Brustkorb).

11. Verbot **Schieben Sie nicht das Untergesicht (Kinn, Mund) nach vor („Futtersuchergesicht")!**
Die Halswirbelsäule gerät aus ihrer natürlichen Lage, und die Halsmuskulatur wird unnötig ausgedehnt. Diese Haltung ergibt sich meist durch ein Absinken der Wirbelsäule („Buckel").

12. Verbot **Pressen Sie nicht die Lippen aufeinander!**
Dadurch ziehen Sie die Wangen abwärts und verleihen Ihrem Gesicht hängende Züge. Außerdem wird so die Faltenbildung gefördert, und Ihr Aussehen wirkt alles andere als freundlich. Bei dieser Gesichtshaltung kann sich auch der muskuläre Aufwärtszug nicht ausbreiten.

13. Verbot **Weichen Sie dem Blickkontakt mit den Mitmenschen nicht aus!**
Das Ausweichen ist vor allem im Gespräch Ausdruck der Unhöflichkeit und Nichtbeachtung. Das Vermeiden des Blickkontaktes läßt zudem auf innere Unsicherheit schließen.

14. Verbot **Begrüßen Sie und verabschieden Sie sich niemals mit einem nur flüchtigen Händedruck ohne bewußten Muskeleinsatz!**
Dies wirkt ebenfalls unhöflich und zeugt oft von Gleichgültigkeit, Interesselosigkeit und Mangel an Aktivität.

15. Verbot **Drücken Sie nicht die Beine im Kniegelenk durch!**
Es besteht die Möglichkeit der Hohlkreuzbildung, und der Muskelzug nach oben wird in diesem Bereich beeinträchtigt.

16. Verbot **Pressen Sie niemals die Oberarme und die Ellbogen an den Körper!**
Der Körper wird eingeengt, und die Schultern tendieren nach vor.

Es ist äußerst unwahrscheinlich, daß diese Fehlhaltungen einzeln auftreten. Meist ergibt sich eine Kombination derselben, zum Beispiel überkreuzte Beine, verschränkte Arme, ein „Futtersuchergesicht" mit zusammengepreßten Lippen usw.

Und das empfiehlt die Ismakogie

1. Empfehlung Richten Sie sich über den **Bodenkontakt** (Ferse – Fußaußenrand – Klein- und Großzehengelenk) auf! Lernen Sie, den Körper **von selbst** zu halten. Das Anlehnen bzw. Aufstützen ist dann mit einer muskulären Führung des Körpers erlaubt. Benützen Sie diesen Widerstand, um das Aufrichten zu unterstützen. Geben Sie der Schwerkraft nicht nach!

2. Empfehlung **Verstärken** Sie den **Bodenkontakt, ziehen** Sie die **Wirbelsäule nach oben lang** und die **Bauchmuskulatur kurz!** Dadurch wird das Bekken automatisch in seine natürliche Stellung gebracht. In dieser Haltung ist auch das Stehen auf einem Bein erlaubt.
Denken Sie auch an die **Schwingungsübungen im Stehen.** Dabei wird auch das Körpergewicht abwechselnd auf das eine und das andere Bein verlagert. Achten Sie aber auf den Bodenkontakt und die ganzkörperliche muskuläre Führung!

3. Empfehlung Durch das Einnehmen der „königlichen“ Haltung, des **Vier-Winkel-Sitzes** oder **Pharaonensitzes,** ist die aufrechte Körperhaltung gegeben (Bodenkontakt!). – **Abb. 123**

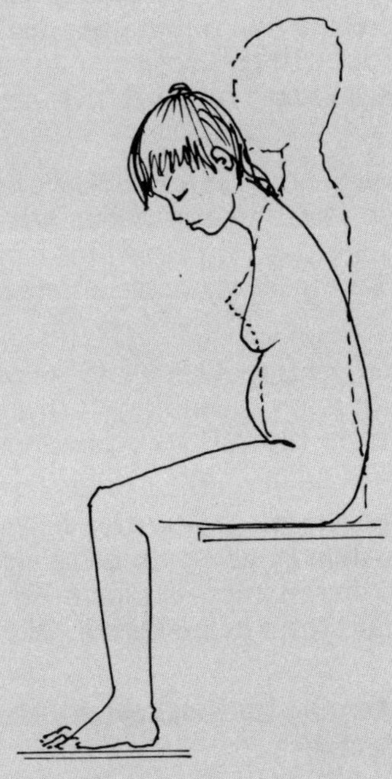

Abb. 123

4. Empfehlung **Drehen Sie die Fersen zueinander!** Die Vorfüße zeigen dabei leicht nach außen. Sind die Füße in dieser Stellung, so können Sie den Bodenkontakt verstärken. Dadurch halten Sie die Mitte (kurzziehen!), und die Leibesöffnungen schließen sich (siehe Abschnitt „Beckenbodenmuskulatur“, Seite 56). Beim Fersenschluß ergibt sich ein muskulärer Aufwärtszug.

5. Empfehlung Wenn Sie die **Spitzen der Schulterblätter zueinander ziehen und so belassen,** können Sie die Arme nicht mehr verschränken. Die übrige (richtige) Körperhaltung ergibt sich von selbst durch die Verstärkung des Bodenkontaktes, das Geradestellen des Beckens und das Langziehen der Wirbelsäule.

6. Empfehlung In der Ismakogie werden die Finger nur bei einigen wenigen Übungen verflochten. Im **Sitzen** ruhen die **Handrücken** auf den **Oberschenkeln,** im **Stehen hängen die Arme neben dem Körper,** jedoch mit **muskulärer Führung** aus den **Oberarmen.**

7. Empfehlung **Verstärken** Sie den **Bodenkontakt, stellen** Sie das **Becken gerade** und **ziehen** Sie die **Halswirbelsäule nach oben lang!** Lassen Sie den Muskelzug von unten über die Wirbelsäule, den Nacken und über den Hinterkopf nach vorne in die Stirn kommen. Nicht das Kinn, sondern die Stirn befindet sich vorne!

8. Empfehlung **Lassen** Sie die **Lippen locker** und **lächeln Sie von Herzen!** Die übrige Haltung ergibt sich wie im Punkt vorher. Wenn die Lippen entspannt sind, können die Wangen nach oben und die Gesichtsmitte nach unten tendieren.

9. Empfehlung **Öffnen Sie Ihre Augen** und **weiten Sie Ihr Blickfeld!** Nehmen Sie bewußt Augenkontakt mit Ihrer Umwelt auf und lassen Sie Freude in Ihren Blick einkehren.

10. Empfehlung **Grüßen Sie mit festem Händedruck!** Setzen Sie dazu Ihre Hand bis zu dem Bogen zwischen Zeigefinger und Daumen in die Hand des Partners ein, denn so ergibt sich ein guter, herzlicher Kontakt (und keine Druckstellen durch Fingerringe).

11. Empfehlung **Drücken Sie die Kniekehlen nicht nach hinten,** sonst besteht Hohlkreuzgefahr!

12. Empfehlung **Pressen Sie die Arme niemals an den Körper,** sondern drehen Sie die Ellbogen ein kleines Stück vom Körper weg!

Auch, oder besser: gerade hier treten diese Punkte immer gemeinsam auf, da der Körper von den Füßen bis zum Kopf muskulär verbunden ist. Jeder einzelne Teil unseres Bewegungsapparates muß mitspielen. Fehlt irgendein Mosaiksteinchen in dem Gesamtbild, so verfehlen die Übungen ihre Wirkung. Wenn Sie zum Beispiel bei den Gesichtsübungen vergessen, kurzzuziehen, oder die Schultern nach vor fallen lassen, wird der aufwärtsstrebende Muskelzug dort beeinträchtigt oder gar unterbrochen und kann das Gesicht nicht erreichen. Sie haben dann kein positives Erlebnis.
Lassen Sie sich nicht entmutigen, üben Sie so oft wie nur möglich! Um alle Muskeln des Bewegungsapparates funktionstüchtig zu erhalten, muß die Gewöhnung an einseitige, form- und gesundheitsschädigende Haltungen vermieden werden.

Schlußwort

„Die bedeutende Phase in der Weiterentwicklung des Menschen ist der Schritt von der unbewußten zur bewußten Kontrolle des eigenen Geistes und Körpers.“

F. M. Alexander

Wie Sie diesem Buch entnehmen können, umfaßt die Ismakogie sowohl den Körper als auch den Geist (das Wollen kommt vom Gehirn [Geist] und das Tun vom Körper). Das Buch sollte Ihnen eine Anregung sein, Ihren Körper wieder bewußt zu erleben und seine Muskeln aufgabengerecht einzusetzen. Es schildert in Übungsform den naturgesetzlichen Aufbau des Körpers von den Füßen bis hinauf zum Gesicht.
Dieses Buch kann aber bestenfalls nur einen kleinen Querschnitt durch die unzähligen Ismakogieübungen geben. Innerhalb der einzelnen Kapitel haben die Übungen aufbauenden Charakter. Am Anfang stehen einfachere Übungen, deren Schwierigkeitsgrad gegen Ende zunimmt. Alle praktischen Anwendungen der Ismakogie dienen der Gesundheit, dem körperlichen Wohlbefinden und der Schönheit.

Durch oftmaliges Üben, selbst im Alltagsleben, werden Sie einen spürbaren und vor allem auch sichtbaren Erfolg erzielen. Lassen Sie sich nicht entmutigen, wenn Sie anfänglich den einen oder anderen Bewegungsvorgang im Körper noch nicht erleben.

Die Autoren

Kursliste

Ismakogie-Kurse werden abgehalten in

Wien:	Wiener Journalisten Club, Hilton Kursleitung: Brigitta Horatschek, A-1060 Wien, Hofmühlgasse 7A/9
Wien:	Für nachstehende Kurse sind Anfragen zu richten an die „Gesellschaft zur Förderung der Anne-Seidel-Ismakogie“ A-1010 Wien, Grillparzerstraße 5 Volkshochschulen in fast allen Bezirken Wiens
Niederösterreich:	St. Pölten, Tulln, Preßbaum, Klosterneuburg und Bruck/Leitha
Burgenland:	Neusiedl/See (Beautyfarm)
Oberösterreich:	Linzer Volkshochschulen und Volkshochschule Traun-Sankt Martin
Tirol:	Kitzbühel und Seefeld
Holland:	Zentren in Doetinchem und Breda
BRD:	Schenefeld, Darmstadt, Cloppenburg
Schweiz:	Zürich
Frankreich:	Le Havre
Italien:	Rom

Verwendete Literatur

K. HERZOG: Körperbau und Bewegung. Ferdinand Enke Verlag, Stuttgart 1981

H. HOEPKE/M. KANTNER: Das Muskelspiel des Menschen. Gustav Fischer Verlag, Stuttgart 1971

W. KAHLE/H. LEONHARDT/W. PLATZ: Taschenatlas der Anatomie. Band 2 (H. LEONHARDT): Innere Organe. Georg Thieme Verlag, Stuttgart 1979

J. PAROW: Funktionelle Atmungstherapie. Georg Thieme Verlag, Stuttgart 1963

F. A. SCHMIDT: Unser Körper. R. Voigtländers Verlag, Leipzig 1903

K. TITTEL: Beschreibende und funktionelle Anatomie des Menschen. Gustav Fischer Verlag, Stuttgart 1981

C. TOLDT: Anatomischer Atlas. Muskellehre. Urban & Schwarzenberg, Berlin – Wien 1908

Zu diesem Buch:

Ismakogie nach Prof. Anne Seidel ist eine Haltungs- und Bewegungslehre, ein Muskeltraining für den Alltag mit anatomisch durchdachtem Aufbau. Im Zentrum der Ismakogie steht der funktionsgerechte Einsatz aller Muskeln und Muskelketten.

Durch spezielle Übungen – sie sind leicht, einfach und bedeuten ein Minimum an Aufwand – lernt man wieder: richtig sitzen, gehen, stehen und atmen.

Dies bringt eine Menge Vorteile: Die strapazierte Wirbelsäule wird regeneriert, Kreuzschmerzen und Verspannungen schwinden allmählich. Durchblutung und Kreislauf funktionieren wieder besser, die Krankheitsanfälligkeit wird reduziert, der Prozeß des Alterns hinausgezögert – kurzum: ein neues Körpergefühl stellt sich ein.

Der Aufbau des Buches erfolgt nach dem jeweils 15 Doppelstunden umfassenden Trainingsprogramm. Zahlreiche Illustrationen ermöglichen ein müheloses Nachvollziehen der angeführten Übungen.